PUHUA BOOKS

我们一起解决问题

U0258408

正念认知疗法
具身体现与探询练习

Mindfulness-Based Cognitive Therapy

Embodied Presence and Inquiry in Practice

［美］苏珊·L. 伍兹（Susan L.Woods）

［加］帕特里夏·洛克曼（Patricia Rockman） 著

［加］埃文·柯林斯（Evan Collins）

李婷　唐尧　译

人民邮电出版社

北　京

图书在版编目（CIP）数据

正念认知疗法：具身体现与探询练习 ／（美）苏珊
·L.伍兹（Susan L. Woods），（加）帕特里夏·洛克曼
（Patricia Rockman），（加）埃文·柯林斯
（Evan Collins）著；李婷，唐尧译. -- 北京：人民邮
电出版社，2023.10
ISBN 978-7-115-62407-9

Ⅰ. ①正… Ⅱ. ①苏… ②帕… ③埃… ④李… ⑤唐
… Ⅲ. ①认知—行为疗法 Ⅳ. ①R749.055

中国国家版本馆CIP数据核字(2023)第143259号

内 容 提 要

正念认知疗法以正念减压疗法为基础，融入了认知行为疗法的视角和元素，可以用来帮助治疗抑郁症并预防抑郁复发。

本书通过为期八周的团体课程，教读者如何成为一名正念认知疗法教师，以便为有抑郁、焦虑问题的人群提供帮助。本书内容分为三个部分，第一部分介绍了正念认知疗法课程，以及由苏珊·L.伍兹开发的用于帮助正念认知疗法教师培训和学习的两种方法——贯穿课程始终的五大改变要素和每周课程的主题、原理、意图和练习技巧——以深入了解抑郁症的发病原理，并学习应对困难和挑战性体验所需的技能；第二部分深入探讨了正念认知疗法教师在个人发展过程中应磨炼的技能，探索八周课程中所包含的各种正念练习和认知训练；第三部分探讨了具身体现正念临在的原理和表达方式：教师在运用正念认知疗法带领团体时应呈现的基础态度和反思式探询对话。

本书适合心理治疗临床工作者、冥想练习者、助人工作者及正念指导教师阅读。

◆ 著 ［美］苏珊·L.伍兹（Susan L.Woods）
　　　　［加］帕特里夏·洛克曼（Patricia Rockman）
　　　　［加］埃文·柯林斯（Evan Collins）
　 译 李 婷 唐 尧
　责任编辑 黄海娜
　责任印制 彭志环

◆ 人民邮电出版社出版发行　北京市丰台区成寿寺路 11 号
　邮编 100164　电子邮件 315@ptpress.com.cn
　网址 https://www.ptpress.com.cn
　固安县铭成印刷有限公司印刷

◆ 开本：720×960　1/16
　印张：16　　　　　　　　　　2023 年 10 月第 1 版
　字数：220 千字　　　　　　　2025 年 5 月河北第 7 次印刷
　著作权合同登记号　图字：01-2022-4103 号

定　价：69.00 元
读者服务热线：（010）81055656　印装质量热线：（010）81055316
反盗版热线：（010）81055315

译者序

完成本书的翻译后，提笔写序无疑是让人最畅快淋漓的时刻！

2021年，我在加拿大的正念督导师帕特里夏·洛克曼（Patricia Rockman）——本书的作者之一、多伦多正念研究中心创始人——告诉我："婷，你一定要把这本书翻译成中文，以更好地帮助中国的正念教师成长。"那时我正准备开始教授正念认知疗法（Mindfulness-Based Cognitive Therapy，MBCT）师资培训首期中文班，作为该课程的主要参考资料，这本书的翻译和出版成了必须尽快完成的"任务"！

在教学的过程中，每当讲到某个正念教学的知识点时，看着大家求知若渴的眼神，我就恨不得把这本书的内容分享给大家，相信大家阅读之后就会会心一笑地说"噢，原来如此"。这正是我在读这本书时心中的感慨。我知道，对于把系统化、科学化的正念教师师资培训引入国内，这本书有着举足轻重的作用。

多伦多正念研究中心是一家加拿大慈善机构，我本人在这里成长为一名专业的正念导师，而 MBCT 的创始人辛德尔·西格尔（Zindel Segal）教授也是我的指导老师，十几年来他通过多伦多正念研究中心将正念疗法带给了无数饱受抑郁和焦虑折磨的人，也培养了一批又一批正念教师。正是在他的指导下，每年多伦多正念研究中心都会对 MBCT 的教学大纲进行调整。其中最大的变动就是近五年来西格尔教授发现在临床上有焦虑表现的人数越来越多，于是他把"如何减少和预防焦虑情绪"融入课程。MBCT 的标志性口号就是"学习正念帮助你防止抑郁、焦虑复发"。在过去的十几年中，西格尔教授一直活跃在教学一线，并且不断根据最新的临床研究结果改进教学材料，与帕特里夏一起组织加拿大的教学团队定期对正念培训材料进行更新迭代，并总结出一套方法论及教学模型。多伦多正念研究中心的资深正念培训师将多年的实战教学经验形成系统化的文字，于是便有了这本书。

翻译这本书的过程快乐与痛苦并存！我不得不感慨作者们高超的文字功底和缜密的逻辑思维。全书以长句子为主，又都是专业术语，如果不是有丰富的正念教学经验，又有帕特里夏的手把手教学，我是无法仅仅通过字面意思理解作者的意图的。每次在推敲一个字或一句话的意思时，我都会思考"如果我的学员看到这句话，是否能够真正理解其中的意思"。

与市面上以科普为主的正念类图书不同，本书是一本专业教学用书，适合想要深入学习甚至带领正念团体的读者，特别是其中对"探询"的讲解，深入而系统。我相信这本书会成为许多心理治疗临床工作者、冥想练习者的案头书。随着个人练习和教学经验的累积，你会对书中的内容有不同层次的理解。此外，助人工作者和正念指导教师可以直接使用书中的模型、工具及正念练习引导语，相信这本书将助你一臂之力。

最后，感谢中加正念协会志愿者们的支持，许多人对本书的翻译做出了贡献，愿本书帮助更多人走出抑郁和焦虑，减轻心灵的痛苦。

李婷

中加正念协会发起人

今心空间创始人

正念认知疗法中英双语师资培训师和督导师

正念自我关怀认证导师

简单来说，苏珊·L. 伍兹（Susan L. Woods）、帕特里夏·洛克曼和埃文·柯林斯（Evan Collins）的这本新书致力于探索正念认知疗法（MBCT）中的具身体现与探询练习，这种探索既不可或缺又与众不同。这一主题虽然在《抑郁症的正念认知疗法》（*Mindfulness-Based Cognitive Therapy for Depression*，Segal，Williams，& Teasdale，2002）第一版一书中有所提及，并在第二版（Segal，Williams，& Teasdale，2013）中得到进一步阐述，但对许多业内人士来说仍显模糊。很高兴三位该领域的顶尖学者将他们集体实践的智慧和临床技能提炼成这本通俗易懂的指南。

约翰·蒂斯代尔（John Teasdale）、马克·威廉姆斯和我在创建 MBCT 的过程中很早就意识到，教给学员们的"资料"是多方面的。从传统的干预治疗框架来看，有心理教育、技能获取、自我监督和定期主动练习等要素。在很大程度上，由于我们在成为认知行为疗法（Cognitive Behavior Therapy，CBT）

治疗师的过程中接受了系统的培训，对这些要素十分熟悉，因此在相同的框架内实施 MBCT 教学"似乎"相当合理。然而，在观察乔·卡巴金（Jon Kabat-Zinn）、萨基·桑托雷利（Saki Santorelli）和费里斯·乌尔巴诺夫斯基（Ferris Urbanowski）等优秀正念导师工作的过程时，我们意识到，他们的教学有一个完全不同的框架：课程内容和大纲是相似的，但教授的要点不同，意图也不同。

具身体现与探询练习是连接 MBCT 和 CBT 的桥梁。由此 MBCT 教师就能够在正念练习中将正念具身体现出来，无论他是在带领练习、回顾家庭练习、讨论消极的自动化思维，还是在评估抑郁症状。这种元框架受到人们在练习正念时所采取的有目的立场的深刻影响，同时强调开放、好奇、接近、友善、不评判和对痛苦的容忍。这种精神状态及其发展，与标志着情绪和心理障碍的思维反刍、担忧、评判、控制和解决问题的精神状态尤其相关，甚至在 MBCT 的整个过程中都是如此。受这些目的影响，MBCT 教师在进行具身体现与探询练习时，强化学员以习惯性方式理解其体验的风险就会减少，并邀请他们发现新的和有疗愈作用的内在资源。

然而，正如本书作者所承认的，探询过程通常被认为是 MBCT 教学中最具挑战性的部分。这就是苏珊、帕特里夏和埃文的这本书如此有价值的原因。他们也阐明了人们一旦学习了课程的要素，就可以超越这些要素，进入教学本身的动态和沉浸式体验中。具体来说，本书包含了作者从多年的 MBCT 督导、培训和教学中获得的宝贵经验。我最喜欢的是 TRIP，它是指每周课程的主题（Themes）、原理（Rationale）、意图（Intentions）和练习技巧（Practice

Skills），强调对八周课程学习要点的模块化梳理。他们的另一项有用的发现是"五大改变要素"，它们允许教师将自己的教学和指导与学员的个人目标联系起来。

涉及这一领域的图书非常少，正如作者所指出的那样，本书的内容远远超出了 MBCT 的范围，还涉及正念减压疗法（Mindfulness-Based Stress Reduction，MBSR）和基于正念的总体干预。毫无疑问，阅读本书会让指导教师感受到被支持，并且能够以更高超的技巧、更清晰的思维、更具同理心地了解学员所提出的需求。

辛德尔·西格尔博士

目　录

第一部分　教学框架——搭建舞台

第二部分　技能培养——建立信心

第三部分　教学就是练习——内在风景

前　言

　　本书的目的是引导你熟悉教授正念认知疗法（MBCT）所需的流程。我们希望你能意识到，成为一名正念教师不仅仅是按照课程大纲教学，从本质上讲，这是一种正念练习，为了抓住正念类课程教学的本质，我们需要谈谈如何具身体现这种练习。

　　正念类课程（Mindfulness Based Program，MBP）的基础是教授正念练习及通过这类课程帮助人们减轻痛苦。从第一周到最后一周，在课程的每个方面，教师都需要具身体现个人的正念练习。以这样的立场进行教学，尤其是探询的过程，是 MBCT 和其他正念类课程教学中最具挑战性的部分，同时学员们也反映这是最难学习的部分。作为在培训和指导正念教师方面拥有丰富经验的临床医生和教师，我们认为，当前探讨那些超越授课方法和教学经验的要素正当其时。此外，鉴于 MBCT 课程的目标群体是抑郁和焦虑人群，教授MBCT 需要具备认知行为疗法（CBT）和其他心理健康实践方面的相关知识和技能，我们所撰写的这本书涵盖了对这些关键能力的整合，以及正念体验和动态的过程。因此，在本书中，我们将讨论与教学相关的变量，包括 MBCT 的课程大纲，以及每周课程所揭示的主题、原理、意图和练习技巧；贯穿课程始终的五大改变要素；在完成课程大纲时所需具备的能力；最重要的是，帮助你理解在教学中拥有具身体现正念临在的能力意味着什么，以及这种临在如何通过反思式探询对话予以表达。

不是一张（抽象的）地图，而是一个（实在的）领域

我们希望本书能推动一场交流，而不是作为关于如何教授 MBCT 课程的路径地图，更多是对教学领域的探究。这样我们就能够将 MBCT 的教学视为一种正念练习。我们以苏珊给教师设计的强化体验工作坊作为指导，但我们认为本书适用于所有经验水平的教师。虽然我们重点关注 MBCT，但也认为本书对如何教授其他正念类课程有帮助。

我们将本书分为三部分。在第一部分"教学框架——搭建舞台"中，我们首先介绍了 MBCT 课程，接着介绍了由苏珊开发的用于帮助教师培训和学习的两种方法。这两种方法是从 MBCT（和其他正念类）课程中提炼出来的每周的主题、原理、意图和练习技巧（TRIP），以及贯穿课程始终的五大改变要素，以使学员能够深入了解抑郁症的发病原理，并且学会应对困难和挑战性体验所需的技能，其中包括课程大纲、正念练习、个人练习、团体过程和具身体现正念临在。

在第二部分"技能培养——建立信息"中，我们深入探讨了 MBCT 教师在个人发展过程中应该掌握的技能。为此，我们继续使用 TRIP 和五大改变要

素来探索课程中所包含的各种正念练习和认知训练。然后，我们研究团体过程，并使用体验学习理论详细说明构成团体教学胜任力的技能、态度和行为，以及我们作为教师的常见错误和共同面临的成长挑战。

在本书的最后一部分"教学就是练习——内在风景"中，我们将触及问题的核心。我们探讨了具身体现正念临在的原理和表达方式——影响个体正念练习和 MBCT 教师在带领治疗团体时应呈现的基础态度及影响 MBCT 教学技能的佛教心理学相关知识，以及我们认为是 MBCT 和其他正念类课程基础的反思式探询对话。我们以对个人和专业培训的思考，以及撰写本书的经历和对未来的希望作为本书的结尾。

我们意识到，通过一本书鼓励 MBCT 教师体验觉察、具身体现正念临在和进行教学实践之间有内在的矛盾。尽管我们试图在书中穿插示例、数据、隐喻和花絮，但是它仍然是以文字讲述为主，类似于二维地图。或许本书更像一幅地形图，虽然在维度上有所增加，但是仍然十分有限。

本书一开始的暂定名是"教学练习和教学实践"（Teaching Practice and the Practice of Teaching），最终我们选择了一个不那么隐晦的书名。在本书中，我们试图传达的内容包含在下面三句话中。首先，在 MBCT 课程中，我们教人们冥想的技巧及反思冥想体验的技巧，以便将其应用到日常生活中，这是"教授练习"。其次，教授正念或类似课程十分困难，需要长期和反复练习培养出的技巧和能力，这是"教学需要练习"。最后，也许是最重要的一点，正念教学本身就是一种正念练习，需要具身体现正念临在，这是"教学就是练习"。

我们是谁

我们是认真学习佛教历史、哲学和心理学的学生，尊重 MBCT 和 MBSR 课程的源流。我们定期参加内观冥想练习和由教师带领的静修营（有时我们自己也带领）。我们的冥想练习经验和参与师资培训的同事及其他撰写过有关正念教学文章的学者们的贡献，对我们撰写本书影响深远。

苏珊出生于马来西亚，在英国接受教育，最初是一名理疗师。在移居美国后，她接受了临床社会工作培训，并作为一名心理治疗师执业多年。她是卡巴金及其同事在马萨诸塞大学伍斯特分校教授 MBSR 的早期受训者之一。随后，在 MBCT 课程发展的早期，她被辛德尔·西格尔招募来带领 MBCT 早期随机对照试验小组。由此，她对如何开展 MBSR 和 MBCT 师资培训产生了浓厚的兴趣，并开始组织工作坊，提供个人督导。她为加州大学圣迭戈分校正念专业培训学院和多伦多正念研究中心等机构开发 MBSR 和 MBCT 师资认证培训课程。作为个人练习的一部分，苏珊还练习瑜伽，并且是一名认证瑜伽教练。

帕特里夏是加拿大人，是一名家庭医生，后来专注于心理健康领域，专门从事 CBT 和其他取向的心理治疗，并提供专业培训。长期以来，她对冥想和类似冥想的练习有着浓厚的兴趣。作为一名认证瑜伽教练，她还致力于帮助心理健康类的家庭医生制定原则和督导计划。她与辛德尔·西格尔、苏珊等一同接受 MBCT 和 MBSR 的教学培训。她还是多伦多正念研究中心的联合创始人，并在该机构开发 MBCT 和 CBT 课程。多伦多正念研究中心是一家非营利慈善机构，为社区和边缘化人群提供正念类课程服务。在加拿大，它是 MBCT 和 MBSR 专业培训领域首屈一指的机构。同时，帕特里夏也是一名自由撰稿人。

埃文是一名精神科医生，曾在社区和医院的心理健康部门为不同人群服务。他曾是辛德尔·西格尔、苏珊、帕特里夏等所提供的 MBCT 和 MBSR 师资认证培训课程的学生，现在则与他们一起组织工作坊并督导学员。他是多伦多正念研究中心的资深教师，协助帕特里夏开发课程并管理教育和临床课程。

关于语言和影响本书写作内容的说明

虽然我们学习佛教心理学，但是我们并不认为自己是佛教徒；相反，我们将佛法放在更广阔的背景下，将它作为当代正念的一种表达，并且也与我们在心理健康培训方面的实践相契合。我们知道，许多人对非佛教徒教授这些练习的做法持不同意见。的确，有许多人认为正念类课程是对佛法的过度简化，并质疑是否应该通过医疗、教育和劳工机构来教授正念。除了对正念过度简化和将正念商品化的不认同（Purser & Loy，2013），批评人士还认为，人们不能将正念从其伦理基础上剥离出来，这样做会导致误解和误用（Monteiro，Musten，&Compson，2015）。

我们认为，提供 MBCT 和相关正念类课程有着巨大的价值，这些都包含在一个隐含的伦理框架中。这一框架得到了自主性（知情决策）、慈善性（促进他人福祉）、非伤害性（无害）和尊重人权等医疗卫生领域关键伦理原则的支持。我们认为，教师应当理解佛法的起源、佛教心理学的关键原则，尤其是内观（洞察冥想）练习，但我们坚定地认为 MBCT 是宗教背景之外的当代对正念的一种阐释和实践。

我们也对 MBCT 教学应该使用何种措辞进行了长期而艰苦的探索。我们是导师、教师、引导者、治疗师，还是临床医生？我们是在提供教育、培训、技能发展，还是心理治疗？MBCT 代表一个项目、一门课程、一种存在方式，还是一种干预方式？那些参加 MBCT 培训的人是学员、学生、患者，还是客户？最后，我们坚持传统，称自己为教师，为避免重复，有时使用导师和带领者来替代，而与我们一起工作的人被称为学员。对于 MBCT 的分类，尽管可能不完美，但是我们仍继续使用课程或正念类课程来称呼它，以表达它虽然具有治疗性，但不是一种传统疗法，同时也不仅仅是某种教育和技能培训。

最重要的是，在本书开篇之前，我们必须感谢乔·卡巴金在创立和开发 MBSR 方面所做的工作；感谢辛德尔·西格尔、约翰·蒂斯代尔、马克·威廉姆斯，他们开发了 MBCT 课程，感谢他们的著作和研究论文，以及持续的科研工作。得益于卡巴金的远见卓识，将正念引入医疗保健领域以用于缓解患者的压力和痛苦，以及辛德尔·西格尔、马克·威廉姆斯和约翰·蒂斯代尔将这项工作拓展到抑郁症领域，我们才能从事目前的工作并撰写本书。我们希望大家把本书视为他们工作的有价值的延续。

开启旅程

对培养他人教学技能的承诺对我们来说是一项重大的责任，因为这使我们对自身的要求不亚于我们对学员的要求。成为一名 MBCT、MBSR 或其他正念类课程教师有很多事情要做，但最基本的是要对自身的错误保持谦逊和开放的态度，从中吸取教训，并感受到我们在减轻他人痛苦起到微小作用时的喜悦。无论你是刚开始接受 MBCT 师资培训的学员，还是经验丰富并带领多个团体课程的教师，我们都希望本书对你有所助益。

第一部分

教学框架——搭建舞台

第一章

正念认知疗法课程

显而易见，正念认知疗法的教学需要一种结构化的教学方式，并发展一套利用具身体现正念的技能。当一名 MBCT 教师在正念练习中体现了基础态度的特征，同时又理解了佛教心理学的各个方面时，这一课程的核心就会变得生动起来。然而，在深入了解作为一名正念教师的复杂性之前，我们必须首先找到一种方法来扩大和加深对所教内容的理解。因此，我们必须了解西格尔、威廉姆斯、蒂斯代尔在《抑郁症的正念认知疗法》一书中所描述的八周 MBCT 课程的结构和模块，以及有助于提高教学技能和发展能力的两大构想。这两大构想包括五大改变要素（课程大纲、正念练习、个人练习、团体过程和教师具身体现正念临在）和 MBCT 每周课程中的主题、原理、意图和练习技巧（Woods，Rockman & Collins，2016）。这些框架为教师提供了一种有组织的方法以探索教学范围、强化最佳的练习，并帮助学员实现他们所寻求的改变。教师被置于课程的核心地位，既能减少新手教师的手足无措和焦虑，也能帮助经验丰富的教师发展具身体现和深化探询技能，以及在 MBCT 的每一次正念练习和认知训练之后进行反思式对话。

在本章和下一章中，我们将首先研究 MBCT 的课程大纲，讨论实施这门课程需要什么，即如何教授 MBCT。接着，我们将介绍每周 MBCT 课程的主题、原理、意图和练习技巧，以帮助你理解 MBCT 课程并为授课提供支持。在第二章中，我们将研究每一个带来改变的要素，以及如何使用这些要素来涵盖教学要点、指导学员进行核心练习，并促进教师掌握练习技能。

正念认知疗法课程大纲

MBCT 是为期八周的团体课程。这门课程将正念冥想（植根于佛教禅修和心理学）和 CBT 结合在一起，强调体验式的教学形式。MBCT 课程的前半部分侧重于稳定和加强正念注意力与觉察。在此基础上，后半部分提供各种正念练习和认知训练，帮助学员直面心理障碍中普遍存在的困难、具有挑战性的心理状态和情绪，促进学员的学习。这些技能有助于学员识别个人和特定的复发特征。其原理是，对那些易患抑郁症的人来说，通过识别这些触发因素和习惯性思维模式，他们可以使用相关技能，提前采取行动来保持心理健康。这可以培养个体与不想要的体验之间建立一种全新的关系，而不是否认、思维反刍、担忧、回避或转移注意力，这些是我们在面临困难时经常采用的却无效的方式。最终，这门课程会让学员了解抑郁症的症状、复发预警信号，从正念练习中发展出与低落情绪和消极思维模式不同的关系。

MBCT 每周的课程时长为 2.5 小时，包括教师带领下的正念练习、教师和学员的讨论、教师询问学员的练习体验（这一部分被称为"探询"）。探询是教师和学员之间的一个互动过程，要求教师理解自己从正念练习中培养的技能，以及其对每周课程重要主题的把握。探询聚焦于当下，教师应强调觉察到的内容与被觉察到的内容之间的关系，以及正念练习如何有助于减轻痛苦、防止抑郁复发并保持心理健康。其中有几周课程都包含了与本周主题相关的认知训练，包括想法如何强化情绪和行为的探索。

下面是将各部分内容整合在一起的 MBCT 课程大纲摘要。这部分内容有助于不太熟悉 MBCT 课程的人了解课程内容，对其他人来说则是一种回顾。

课前面谈或先导课

课前面谈或先导课可以单独进行，也可以在团体先导课后的个人面谈时进行。在这一阶段，教师要向学员简要介绍 MBCT 课程，并讨论其益处和风险。学员需要了解与抑郁症相关的关键因素，以及学习本课程需要付诸努力、毅力和耐心等。此外，教师还可以安排时间倾听学员诉说其抑郁经历，以及他们对参加这门课程可能存在的任何问题。教师需要对学员进行匹配性筛选。

第一周：觉察和自动导航

教师欢迎学员，讨论课程指导原则，简要回顾 MBCT 课程，并教授两种正念练习：吃葡萄干练习（通过放慢学员即刻和自动化的反应动作，进一步解释自动导航状态）和身体扫描练习（训练学员对身体的觉察力，这是 MBCT 的一项基本技能）。在每一次正念练习之后，就像在接下来的每周课程中一样，都会有一个关于自身体验的讨论（探询）。最后，布置下一周的家庭练习，例如，每天通过听录音进行身体扫描练习（正式练习），并将对当下的觉察带到诸如刷牙（非正式练习）等日常活动中。

第二周：活在头脑中

教师带领学员进行身体扫描练习和探询，并回顾家庭练习。讨论认知训练（如在大街上行走），然后是 10 分钟的静坐冥想，之后进行探询。最后，教师布置下一周的家庭练习。

第三周：集中散乱的心

首先由教师带领进行 5 分钟的视觉（或听觉）冥想练习和 30 分钟的静坐冥想练习（觉察呼吸和身体及如何应对困难的身体感觉），之后进行探询。教师先组织讨论上一周的家庭练习，然后带领学员进行 3 分钟呼吸空间练习、正念伸展练习和探询，最后布置下一周的家庭练习。

第四周：辨识厌恶之心

本周课程以 5 分钟的视觉（或听觉）冥想练习开始。接下来是 30～40 分钟的静坐冥想练习（呼吸、身体、声音、想法、情绪和无拣择觉知练习）。教师可以先朗读一首诗，然后进行探询。教师先组织讨论上一周的家庭练习，然后对抑郁症的症状进行回顾，包括自动化思维问卷（Automatic Thoughts Questionnaire，ATQ），随后是 3 分钟呼吸空间练习和探询，接着是正念行走练习和探询，最后布置下一周的家庭练习。

第五周：让事物如其所是

由教师带领进行 30～40 分钟的静坐冥想练习（觉察呼吸和身体，邀请学员分享一个令自己担忧或关注的场景，在冥想时引入这个困难场景，并让学员认识到其对身体的影响，确认并接纳当下的状态），然后进行探询。教师先组织回顾上一周的家庭练习，然后进行回应版 3 分钟呼吸空间练习和探询，接着朗读一首诗，最后讨论结束后布置下一周的家庭练习。

第六周：想法不等于事实

本周课程以 30 ～ 40 分钟的静坐冥想练习（呼吸、身体、声音、想法、情绪和无拣择觉知练习，注意与想法的关系）开始，然后进行探询。教师先组织回顾上一周的家庭练习，然后进行一个想法不等于事实的认知训练（替代观点练习），并引导觉察抑郁早期预警信号或复发信号，最后布置下一周的家庭练习。

一日静修

这个持续数小时的一日静修要在止语状态中进行，由教师带领学员练习过去六周学过的冥想练习，包括身体扫描、正念伸展、正念行走和各种静坐练习。午餐和休息时间也包含在内，花点时间注意与进食相关的所有感觉，以探索我们与食物的关系，这也是一个继续进行练习的机会。放慢速度可以增强视觉、味觉、嗅觉、听觉和触觉等感官体验，因为我们总是自动化地进食，通常不太在意这些方面。午餐的正念练习可以强化当天的一个重要主题，即练习的连续性。保持长时间止语状态的理由是为了保证每时每刻注意力的投入，从而促使注意力集中（关注最主要的觉察对象，如呼吸）及开放觉察，这是正念练习的两种类型（见附录）。

第七周：如何更好地自我照顾

在教师的引导下，进行 30 ～ 40 分钟的静坐冥想练习（呼吸、身体，觉察与各种感官、声音、想法、情绪的关系及其对身体的影响），然后进行探询。

教师先组织讨论上一周的家庭练习，然后使用各种认知训练识别滋养和消耗活动，以及愉悦感与掌控感之间的联系，从而探索自我照顾的行为。接下来，教师带领学员重新审视抑郁复发预警信号，并制订个人行动计划。最后，教师为学员布置下一周的家庭练习。

第八周：保持并扩展新的学习

教师带领学员进行身体扫描练习，然后进行探询。教师先组织讨论上一周的家庭练习，然后带领学员对为期八周的课程进行回顾，并分享各自的体验和收获，接着讨论如何为将来做好准备——制定在课程结束后坚持练习的策略并回顾上一周制订的个人行动计划，最后举行结课仪式。

通过将正念练习与认知行为训练结合起来，MBCT 课程在学习认知评价、感知、理解和思维反刍是如何影响情绪方面，正念练习如何帮助人们发展出治疗抑郁症和防止复发的技能方面提供了坚实的基础和支持。MBCT 课程旨在培养灵活调配注意力的能力，增强人们对与不同体验之间关系的觉察，以促进情绪管理和行为调整，并提高对痛苦的耐受度。

对相关研究的系统性回顾表明，MBCT 课程对复发性抑郁症的复发具有预防作用（Sorbero et al.，2015）。还有越来越多的证据支持将其应用于因其他疾病继发的症状更严重的抑郁、焦虑和心理痛苦（Goldberg et al.，2018；Eisendrath et al.，2016）。严格按照课程大纲授课对课程效果至关重要。然而，随着时间的推移，对教师来说，尤其是独立教学时，上课跑题的情况很常见。但如果只按照课程大纲来教学，那么就很难知道如何应对学员在上课过程中可能出现的独特和不可预测的反应。MBCT 教师如何应对来自学员的挑战和困难，无论与练习相关的困难还是情绪困扰，都将是学员学习的一个重要因素。教师需要认识到这些困难，同时鼓励学员继续探索：支持和培养基于正念的技能的发展，并亲自示范如何直面困难，而不是作为一个旁观的鼓励者、照顾者或建议者。这就是主题、原理、意图和练习技巧（TRIP）的有用之处。

主题、原理、意图和练习技巧

源自对作为其他教师的培训师这个角色的思考，苏珊于 2013 年开始着手开发 TRIP。她认为，鉴于在教授 MBCT 课程（和其他正念类课程）时必须掌握多个变量，因此教师需要额外的结构来组织他们的授课思路。这包括明确理解每周课程的主题，课程的主要内容、设置和情境；每周课程或练习的基本原理，即为什么教授这些内容；具体课程或练习的意图，即教学目的或目标；练习技巧及这一切将如何实现（即教师需要更好地掌握特殊技巧以便更好地教授它们）；以及学员在课程中需要学习的特殊技巧。总之，TRIP 的这些要素构成了一份指南，让教师清晰并深入地理解每周课程的目标及如何将其传达给学员。

从本质上讲，主题指明了每周课程的重要教学议题，使教师了解学员学习的连续性和模块化。这些主题锚定了每周课程的主要内容，并有助于教师组织教学重点，因为在教学方面，教师细化了每周具体的主要教学注意事项，这些考量在培养学员的技能方面非常重要。例如，在第一周的课程（觉察和自动导航）中，这些主题让教师了解通过反映大脑的自动导航模式倾向来强调什么，以及对当下的觉察如何让我们摆脱这一倾向。

　　在组织教学时，理解每周课程的主题不仅很重要，而且教授 MBCT 课程也要求教师了解在任何一周课程中都要意识到教学的原理或缘由（为什么或原因）。例如，在第一周的课程（觉察和自动导航）中，我们学习识别大脑的自动导航，因为自动化的消极思维模式会持续导致抑郁和情绪低落，我们学习觉察当下，因为它允许我们有意识地集中注意力，让我们观察到什么是自动化。教师对每周课程或每个练习原理的理解受许多因素的影响。这些因素包括教师的正念练习（体验学习）、此前的 MBCT 教学经历、与同事的互动及对阅读与这一主题相关内容的反思。此外，科学研究正在拓展我们对正念的认知、正念对困难情绪状态的影响，以及运用它的绝对和相对禁忌。这种新兴的研究对 MBCT 教师保持知识更新非常重要，因为对于循证方面的需求是他们理解所教授课程的一个组成部分。

　　意图是指我们每周所教授的内容，换句话说，就是教学目标。例如，教师教授第一周 MBCT 课程的意图是，通过各种练习让学员了解其处于"自动导航"状态的频率，因为如果我们不注意内部和外部环境，就会导致产生消极心理和情绪状态的风险增加。第一个练习——吃葡萄干——很好地印证了这一点。教师引导学员花一点时间运用感官聚焦（五种感官）和第六感（即思维）与葡萄干"在一起"。将思维作为第六感进行识别和分类（基于佛教心理学）十分重要，因为它将思维拆解为只是一种感知和识别体验的方式，而不是所有体验的总和。把葡萄干作为练习的对象还包含一个慢下来的过程，这很重要，因为这样抵消了自动导航的习惯性本质，即假设学员已经"知道"面前的东西是什么。教师会强调放慢吃葡萄干的速度，学员很快就会启动大脑来思考，因为大脑经常被卷入与当下无关的想法中。学员通过各种感官获取有用的信息，花时间留意获得的任何经验是训练对每个时刻的注意力的一个重要方面。

练习技巧包含两个方面：（1）每周课程中嵌入的各种练习和训练；（2）教师需要具备什么样的条件以便加深对特定练习的理解，以及如何进行带领。培养这些能力要素需要时间。好消息是，MBCT 新手教师可以放心，因为严格按照 MBCT 课程大纲的结构教学，可以为学员提供一个很好的切入点，让他们了解这门课程中需要学习的内容。经验更丰富、技巧更熟练的 MBCT 教师对这些练习技巧有更深入的理解，这将使教师为学员具身体现正念，而不仅仅是传授理论知识。这样的教学在形式和功能上都更进一步，并成为正念练习本身的一种延伸。

例如，第一周课程的练习包括吃葡萄干练习、身体扫描练习、探询和家庭练习。对于这些具体的练习，练习技巧包括教师有能力进行明确而稳定的带领，使用简洁的语言，使注意力的移动正常化，提高觉察力，以及鼓励学员培养将注意力重新集中在作为锚定的任何焦点上。例如，在引导学员进行身体扫描时，教师会经常说，"觉察注意力何时从身体感觉上移开，尽你所能轻轻地把注意力带回到身体上来"，这体现了教师引导中的耐心和友善（另一种练习技巧），因为这种看似简单的对每时每刻关注的练习并不容易，需要学员付出努力并持续练习。

在带领学员练习时，教师的语言要向学员传达一种邀请，引导他们与所有的体验共处，无论这些体验是愉悦的、不愉悦的，还是中性的；在引导语中体现出信任、初心、不评判、接纳、不挣扎和放下，这是正念的核心基础态度（Kabat-Zinn，1990，2013），这一态度应该同时体现在一个人的正念练习和教学方式中。MBCT 教师要求学员在练习时采取这样的态度，因此教师对这些态度品质的具身体现将是其教学的一个核心特征。此外，教师根据不同的授课对象选择不同的措辞、带领的节奏，以及如何与学员当前的理解相匹配（我们将在第三部分详述）。

MBCT教师还负责带领各种认知训练，以强调我们在认知和情绪方面处理信息的基本方式。认知训练包括在大街上行走、愉悦和不愉悦经历日记、抑郁的症状和ATQ、识别复发信号、办公室练习、滋养和消耗练习，从而了解愉悦及有掌控感的活动对情绪的影响，并制定自我照顾行动方案。这些练习突出并强化了一些重要的学习概念：将体验解构为若干组成部分，发展共同的关注点、词汇和体验语言，这对理解如何在整个MBCT课程中培养和应用不同的心理和情绪状态具有重要意义。教师面临的压力是确保这些认知训练以体验和互动的方式进行，而且不遗漏关键的教学要点。这些练习包含理论教学部分，但不应该被当作讲座来教授。MBCT新手教师倾向于解释说明，而不是让学员自己探索、反思或就教材内容提出自己的疑问；经验丰富的MBCT教师知道如何引导学员洞察，让他们自己研习教材，从而发现其中重要的知识点。

我们已经讨论了如何普遍应用TRIP，现在让我们将它应用到每周的课程中。（请注意，对于练习技巧，目前我们将重点关注教师的带领技能。我们将在第三章探讨如何带领每个练习和训练。）

第一周：觉察和自动导航

- **主题** 本周课程的重点是学习识别思维处于自动导航状态的倾向，学习对当下每时每刻的觉察，并将其应用于正念练习和日常生活。

- **原理** 在正念练习的基础上发展出一种有意识的专注，有助于阐明自动导航和注意力习惯性移动的本质。

- **意图** 本周课程的意图是通过调用身体的六种感官（第六种是思维）

和训练对身体感官、感觉的注意力，帮助学员识别自己的自动导航。注意力来回移动是正常的，这样好奇心才能被带到所有的体验中。存在模式与行动模式是对应的。这强调了一个观点，即活在当下可以成为一种替代性选择，而非总是试图对包括抑郁症在内的体验做些什么。

- **练习技巧**　包括吃葡萄干练习和探询、身体扫描练习和探询、布置家庭练习和简短的呼吸觉察练习。

第二周：活在头脑中

- **主题**　本周课程强调思维的持续性及其对感知和解读的影响。作为对比，当注意到大脑过度思考这一倾向时，关注身体或呼吸的主题被用作锚定当下。

- **原理**　加强对当下时刻的有意识关注提供了一个有用的锚点，我们从中可以了解自己多么容易陷入思维反刍和担忧。发展出一种与体验之间的不同关系，针对消极思维模式的倾向提供另一种"替代的观点"。

- **意图**　教师的目标是培养一种与身体直接体验相关的而非通过思考来获取的意识，并继续支持增强对身体的觉察，以及开始意识到厌恶和执着。此时更强调带着好奇心。将正念练习中呈现的阻碍视为正常状况，并且欢迎这些阻碍。目的是训练对评判思维、想法、情感、身体感觉及其相互作用的意识。关注想法的变化，以及观念和行为是如何从我们对事件的主观解读中产生的。

- **练习技巧**　在本周的课程中，包括身体扫描练习和探询，短时间关注呼吸的静坐练习和探询，回顾上一周的家庭练习，在大街上行走练习和讨论，布置下一周的家庭练习。

第三周：集中散乱的心

- **主题**　理解走神是常态化的是本周课程的一个关键方面。另一个方面则是利用呼吸和身体（在运动和静止中）作为注意力的锚点来稳定情绪，以便对正在经历的事情产生好奇心。

- **原理**　呼吸是训练注意力和稳定情绪以支持探索体验的主要锚点。理解存在模式有助于在体验中激发好奇心并进行探索。

- **意图**　教师强调活在当下，认识到活在过去和未来会使痛苦持续化。在这个过程中，培养宽容、好奇心、耐心和同理心是有益的。教师将继续强调把呼吸和身体作为注意力的锚点，同时体验有挑战性的身体感觉，以此学会与困难情绪共处。本周课程介绍了在身体运动的过程中训练正念注意力。

- **练习技巧**　教师引导视觉或听觉冥想练习；30分钟静坐冥想练习，觉察呼吸和身体，以及指导如何回应并处理强烈的身体感觉，然后进行探询，回顾上一周的家庭练习，3分钟呼吸空间练习和探询，正念伸展（基于瑜伽体式）练习和探询，布置下一周的家庭练习。

第四周：辨识厌恶之心

- **主题**　本周课程的主题是意识到厌恶感的各个方面，如回避、反感、厌恶、恐惧、愤怒和仇恨等，以及与之共存的重要性。在这里，我们把正念练习作为平台，从中"看到"有厌恶之心并非表明个人有缺陷，而是一个需要观察和探索的方面。抑郁症的症状被确定为一个整体，这凸显了抑郁症仅仅是一系列症状的集合，而这些症状可以被识别并作为抑郁症复发的早期预警信号。

- **原理**　当个体处于抑郁和其他消极心理和情绪状态时，厌恶、回避和希望事情不是本来的样子发挥着重要的作用。通过正念练习体验认识到这些模式，会减少其对我们的影响。强调存在模式这一思维方式并发展出与所思考内容不同的关系，为我们提供了以观察者的身份看待体验的机会，而不只与自我意识联系在一起。

- **意图**　本周课程的意图是培养对厌恶之心的认识，以接纳和慈悲的态度对待它，并且认识到抑郁症可以被理解为完全可以了解的一系列可知症状的集合。教师将引领学员理解人生遭受痛苦具有普遍性。

- **练习技巧**　练习技巧包括视觉或听觉冥想练习；静坐冥想练习——呼吸、身体、声音、想法、情绪和无拣择觉知（开放觉察）练习——然后回到呼吸上，接着进行探询；回顾家庭练习；使用 ATQ 和诊断标准（DSM-5）确定抑郁症的范围并展开讨论；回应版 3 分钟呼吸空间练习和探询；正念行走练习和探询；布置下一周的家庭练习。

第五周：让事物如其所是

- **主题**　本周课程的主题是继续强调存在思维模式，这种思维模式结合了活在当下的体验及对所有想要和不想要体验的探索。这是改变与厌恶状态之间关系的一个重要方面，如消极思维反刍和担忧，这是抑郁和焦虑的典型表现。

- **原理**　让事物如其所是，与不想要的想法和情绪状态建立一种全新的关系。这会提升个体对痛苦的耐受度，减少经验回避。持续的正念练习继续为心理和情绪健康创造条件，并强调自我照顾和自我关怀。

- **意图**　教师具身体现对不想要的事物的宽容，并强调如何与困难建立一种全新的关系。与困难交朋友，培养慈心和悲悯心，创造空间并鼓励大家主动回应而非被动反应，强化一切事物都可以在正念觉察中被容许的概念，以上都是教师的主要教学目标。

- **练习技巧**　教师带领学员进行30～40分钟的静坐冥想练习——觉察呼吸和身体，包括引导学员如何在练习中解决当下的困难或引入一个困难。有时候，教师可以在练习结束时或课程的后半段朗读一首诗。和往常一样，冥想练习之后是探询、回顾上一周的家庭练习、回应版3分钟呼吸空间练习和探询，最后布置下一周的家庭练习。

第六周：想法不等于事实

- **主题**　本周课程的主题是想法不等于事实，以及情绪如何对我们应对和看待各种状况发挥重要作用。

- **原理** 想法取决于当时的状态和情境，也会受到情绪的影响。将想法视为心理活动（心灵的感觉），与我们关注和觉察呼吸、身体感觉、声音或情绪没有区别。本周课程的目的是继续加强注意力训练，并对所有体验保持开放觉察，以此作为预防抑郁复发和消极情绪状态的技巧。

- **意图** 在本周课程中，学会应用正念来弱化对消极想法和低落情绪的认同，通过对替代观点练习的讨论，强调基于情绪和情境的体验和解读事件的多种方式。

- **练习技巧** 在本周课程中，练习技巧包括静坐冥想练习——呼吸、身体、声音、想法、情绪和无拣择觉知练习，并留意想法的出现，然后是探询、回顾上一周的家庭练习、替代观点练习、3分钟呼吸空间练习和探询，以及讨论将3分钟呼吸空间练习作为发展对触发情况的更广泛看法的第一步。接下来是识别复发的特征和布置下一周的家庭练习。

一日静修

- **主题** 一日静修提供了一段长时间的正念练习，支持学员以当下为导向的学习和探索。

- **原理** 静修会深化和巩固练习，允许各种体验并提高觉察和耐受度。

- **意图** 此处，教师的教学目标是通过提供各种练习，来支持学员观察持续变化的体验。

- **练习技巧** 本周课程包括身体扫描练习、正念运动练习、正念行走练习、静坐冥想练习、正念饮食练习和慈心练习入门。

第七周：如何更好地自我照顾

- **主题**　本周课程的主题是认识到自我照顾的重要性，以及为保持身心健康制订一个充满慈悲心的行动计划的价值。
- **原理**　回顾所学技能，确定预防抑郁症复发的具体行动计划，持续进行自我照顾，支持并增强自我效能。
- **意图**　本周课程的意图是注入希望，鼓励自我照顾并培养复原力，为课程的结束做好准备，建立信心，选择正念行动或转变态度作为行动计划的一部分，回顾复发的特征并使复发的可能性正常化。
- **练习技巧**　教师带领学员进行30～40分钟的静坐冥想练习——呼吸和身体——觉察对想法、情绪和身体感觉的反应，尤其当这些反应在身体中显现时。然后进行探询、回顾上一周的家庭练习、滋养和消耗练习及讨论，探索带来愉悦感和掌控感的活动，以及与情绪的联系，3分钟呼吸空间练习和行动步骤，布置下一周的家庭练习和制订个人行动计划。

第八周：保持并扩展新的学习

- **主题**　本周课程回顾八周的学习，重点介绍将使用哪些练习来保持健康和福祉。

- **原理** 重要的是继续练习和保持学习，将其作为预防抑郁症复发并监测消极心理和情绪状态以进行自我照顾的一项技能。

- **意图** 本周课程是回顾八周课程和制定预防复发方案。教师的教学目标是让学员能够在未来应用所学内容，展望继续练习的愿景，并探索可能会遇到的阻碍。

- **练习技巧** 本周课程包括身体扫描练习和探询、回顾上一周的家庭练习、对整个课程的反思，以及讨论在课程结束后如何继续练习。教师为每个学员分发一份资源清单，并带领学员进行结课前的练习。

我们已经阐述了 TRIP 在八周课程和一日静修的应用，那么这个框架如何帮助教师开展教学呢？

在教学中应用 TRIP

下面摘录了一名 MBCT 新手教师在第一周课程中进行身体扫描练习后，与学员展开的讨论（探询）。本周课程的主题是觉察和自动导航，其原理是在正念练习的基础上发展出一种有意识的对当下的关注，因为有助于阐明自动导航、注意力变化的频率和自动化程度，目的是认识和关注这种自动化，并强调这是正常的。

学员：我满脑子都是想法。有时候会注意到我正在做什么，然后我会想自己需要做的其他事情。似乎总是这样！

按照 TRIP 的框架，教师知道这个练习的主题、原理和意图正是学员所描述的。然后在回应时让学员明白这是一种正常的体验，并且让他知道，这些看似有问题的部分实际上完全在意料之中。

> 教师：在这个练习中，我们尽自己所能去关注身体的各个部位。我们经常会注意到，我们脑海里有各种各样的想法，我们开始看到这些想法的出现！

在这里，教师强调了自动导航这一主题，以及培养关注当下的原理，这有助于我们意识到大脑正在做什么。

> 学员：感觉就像在和自己的想法做斗争，这让我感到筋疲力尽。
>
> 教师：是的，这样做会花费大量的精力（继续使其正常化，与第一周课程的意图保持一致）。

下一个例子摘自第二周课程（"活在头脑中"），一名经验丰富的教师正在引导学员进行身体扫描练习。在上一个摘录中，学员对教师的提问只给出了单一的回答（这在第一周课程中并不罕见），然而下面这名学员向教师反馈了大量信息。通常这会给新手教师带来一定的挑战，他们不知道该关注什么及如何应对。既往教授 MBCT 的经验和通过 TRIP 来理解课程大纲会有所帮助。

> 学员：这很难。
>
> 教师：怎么会这样？
>
> 学员：我对这个练习感到绝望。我做不到，满脑子都是想法。上次我在家做这个练习时，总是被打断，只能放弃。我在这方面真的做不好。

这名学员向教师反馈了很多信息，包括对练习的迷茫和流露出的绝望感。教师了解第二周课程的原理和意图有助于其看到学员也在进行大量的觉察，即便学员认为自己是一个糟糕的冥想者。教师需要放慢速度，让学员回到练习中，并且让学员也看到这一点。本周课程的主题是认识到思维的持续性，当注意到这一点时，将关注的焦点带回到身体和呼吸的感觉上。这是因为（原理）对当下时刻的关注提供了一个有用的锚点，可以打破思维反刍，并针对消极思维模式的倾向提供一个全新的视角。

> 教师：我明白了。这个练习并不容易（正常化），以这种方式训练注意力很困难，因为我们知道注意力是如何被吸引到其他地方去的。
>
> 学员：这种感觉不太好。

对教师来说这是一个潜在的陷阱。一名训练有素的心理治疗师会问你感觉不太好的原因。熟练的 MBCT 教师则会做出不同的反应，因为他从支持觉察一切和转向面对困难的角度来探索这个问题。尽管转向具有挑战性的时刻不是第二周课程的主题、原理或意图，但是它是整个课程的核心内容，只有遇到困难，我们才能改变与困难的关系，在以后的课程中这一点会得到强化。因此，熟练的、经验丰富的教师知道如何在反馈中体现这一点。

> 教师：你能再告诉我一些关于这种不舒服的感觉吗？你还记得自己第一次留意到它是什么时候吗？当时我们正在扫描身体的哪个部位？

教师正在努力使学员在身体扫描练习中稳定下来，因为将自己锚定在练习中，就可以走出最初的失望和沮丧情绪，承认任何情绪都可能会出现，而这些情绪并非唯一的体验。这里提出了教学的一个重要特征，就是需要注意所有的体验，无论付出多大的努力。这样做可以削弱个体被某类情绪支配的倾向，并改变自己与消极体验之间的关系。

> 学员：（沉思）我想是膝盖。手术后，我的膝盖很疼。我想我的心思不想停留在那里。
>
> 教师：关注身体的疼痛的确很难（正常化）。你能描述一下这些感觉吗？

教师停留在当下，回到身体感觉上，充满好奇地研究和探索。

> 学员：跳动的、疼痛的、酸胀的。当我这么说的时候，我正在关注膝盖，现在感觉不一样了。
>
> 教师：（具身体现正念的一个关键方面——无常）这很有趣……身体感觉似乎已经改变了？
>
> 学员：是的。

在上面的摘录中，我们看到一名教师使用 TRIP 工具熟练地将第二周课程的关键内容融入探询。我们可以回顾一下本周课程的主题，强调思维的持续性，及其对我们如何体验事物产生的影响。在这里，我们看到教师和缓地引导学员重新回到对身体的关注上，从而扩大了注意力的范围，并引导学员在注意到情绪即将陷入失望和绝望时，将身体作为锚点。事实上，通过引导学员关注其他体验，教师帮助学员从紧抓不放的消极思维中解脱出来，这是本周课程的重要原理。

最后，重要的一点是，这名教师认识到，随着更多地觉察到厌恶感，人们可以开始与这些时刻共存，而不是采取各种回避和分散注意力的做法。在教师和学员的交流中，这名教师在反馈时表达了一种见解，即感觉可以被识别和探索，甚至具有挑战性的感觉也是如此。通过将注意力转向那些困难时刻，教师在提问和回答中坚定地保持在当下，从而识别出体验变化的特质。"无常"并未被明确确定为本周课程 TRIP 的核心组成部分，然而，当时机恰当时，一名熟练的教师将适时做出调整，通过临在和语言自然而然地带出无常的内涵。

本章小结

在教授 MBCT（和其他正念类课程）时，需要牢记许多变量。MBCT 新手教师有可能因需要掌握课程结构、课堂组织（如时间管理）、每周课程内容、引导和认知训练的要素、团体中所发生的事情及参与探询对话等内容而感到不知所措。教师还需要专注于从学员那里引出的关键教学要点或课程主题。考虑到教师工作的艰巨性，使用 TRIP 可以提升他们的能力。对于经验丰富的MBCT 教师，TRIP 可以提醒他们教授每周课程所需的关键内容。

在描述 TRIP 时，我们强调，作为一种工具，它旨在成为一份探索的指南，而不是一套僵硬的规则。最终，教师需要找到自己的语言来描述与每周课程相关的 TRIP 的组成部分，在不偏离意图的情况下，尽可能地应用这一框架。然而，我们也意识到，虽然 TRIP 已经在 MBCT 和 MBSR 师资培训项目中进行了多年的实际测试，但是最终它只是理解 MBCT 课程大纲中核心内容的另一种方式。

一旦把 TRIP 的要素融入教学，你就可以自由地专注于开放并保持临在，既可以带领团体，也可以伴随团体的流动而前进，以实现课程的目标：减轻学员的痛苦。

本章概述了在 MBCT 课程大纲中应用 TRIP。在下一章中，我们会发现课程大纲只是影响教师教学的改变要素之一。了解这些带来改变的要素和 TRIP，知道如何看待和使用它们，可以让 MBCT 教师在帮助学员训练思维、调节情绪和缓解抑郁可能造成的痛苦方面表现得更加灵活。

第二章

五大改变要素

显而易见，MBCT 课程的教学需要一种结构化的教学方式，并发展一套利用具身体现正念的技能。当一名 MBCT 教师在正念练习中具身体现了基础态度的特征，同时又理解了佛教心理学的各个方面时，这门课程的核心就变得生动起来。这是正念类课程（如 MBCT）的重要特征之一，也是它区别于其他干预治疗方法的一个特征。

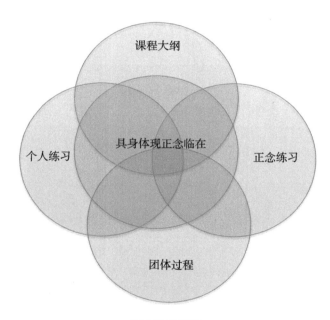

五大改变要素

我们认为有五大改变要素是教授 MBCT 课程的基础。它们分别是课程大纲（我们在第一章中探讨过）、正念练习、个人练习、团体过程和具身体现正念临在。有时候，MBCT 教师在授课时会专注于其中一个要素，而在其他时候则会同时兼顾多个要素。归根结底，正是在课程中认识到这些要素的力量，并能够利用这些力量，教师才能进一步深入发展教学技能。

课程大纲

我们在第一章中简要介绍了课程大纲，有关课程大纲的详细内容参见《抑郁症的正念认知疗法》一书。课程大纲为 MBCT 教师提供了八周课程中每周课程（包括一日静修）的内容，并为各种正念练习和认知训练提供了说明。每周课程都建立在上一周课程的基础上，因此提供了一种模块化的技能培养方法。作为改变的推动者，MBCT 教师保持忠实于课程大纲并根据大纲开展教学非常重要，因为这将为坚持学习、达成学习结果和防止偏题提供支持。了解每周课程的 TRIP——主题、原理、意图和练习技巧——可以提高教师忠实于课程大纲的能力，即便在不可测因素较多的治疗场所也能如此。在接下来的各章中，我们将努力在课程大纲框架内把 TRIP 应用到个人练习和训练中，以便教师持续理解自己所输出的知识、技能和价值。

正念练习

MBCT 课程大纲提供了通过正式冥想练习来教授正念的框架，正式练习包括静坐或卧式冥想，也包括基于基础瑜伽体式和行走的正念运动练习。这些练习发挥改变要素的作用，因为它们能够训练注意力、增强对身体的觉察、减少经验回避、拓宽视野及转变与体验的关系。我们将在第三章和附录中对此进行更详细的描述，其中还包含一些练习的引导语。

MBCT课程还采用了"非正式"的冥想练习，包括关注日常活动或日常生活中的体验。非正式练习为学员提供了将正念练习迁移到日常生活中的机会，这些日常活动通常是在自动导航状态下完成的，人们很少留意自己在做什么。一个很好的例子就是洗碗或倒垃圾。非正式练习有助于学员了解正念的实用性和便捷性，支持将其推广到日常活动中。正式练习的原则和非正式练习在现实生活中的应用相互作用，加强了思维训练和情绪调节的重要基础和技能培养。

通过将有目的的意识和注意力集中在日常生活中，学员将学会以体验的方式觉察当下的状态，包括他们的情绪状态和思维模式。他们还会发现，当以这种方式来处理时，平常的事物将变得非凡。反复将觉察带到日常活动中，有助于识别消极的心理、情绪状态及思维模式。鼓励学员在这些状态出现时予以承认，而不是回避这些状态（更为典型的反应）。对这项辨别能力的支持是预防复发和进行自我照顾的重要一步。在这种对日常活动的关注中，MBCT教师将鼓励学员在一天中不时关注呼吸或身体感觉，这是另一种回归当下的练习。

个人练习

改变的第三个要素是个人练习，其前提是成年人以不同的方式和途径学习。一些人通过视觉学习，另一些人通过听觉学习，还有一些人则通过动觉学习。如果MBCT教师将这样的理解融入教学，将通过提供多种教学方式来提高学员的学习效果。此外，认识到团体中的个体不会同时学会相同的内容，也是一个重要的考量要素。

值得注意的是，成人学习的主流理论与 TRIP 的框架非常吻合。这些理论表明，当成人在某一情境（主题）中学习时，能取得最佳的学习效果，也会更明白为什么要学习这些内容（原理），了解学习的目标（意图），并能够按照自己的节奏对学到的内容进行应用和实践（练习技巧）。此外，学习需要在一个连续的模式（MBCT 课程大纲）中通过体验过程获得。最后，课程的时间安排应与学员的其他职责很好地"匹配"。

美国成人教育家马尔科姆·诺尔斯（Malcolm Knowles，1988）首创了"成人的学习是自我导向的探索过程"这一原则，与儿童的学习方式截然不同。他发现，随着一个人越来越成熟，学习将变得更加自主，并能够汲取生活中的经验。随着年龄的增长，学习的意愿也随之而来，这主要源于解决问题的内在动机。MBCT 课程为自我导向和体验学习提供了许多机会。

唐纳德·舍恩（Donald Schön，1983，1987）认为，解决问题不仅仅是知识水平的问题。他断言，成为一名"反思型练习者"可以促进学习，通过从直接经验中获得的反馈，成人学习者可以不断扩展自己的技能。在 MBCT 课程中，教师通过探询促进学员学习，鼓励学员反思练习正念的直接体验，引导学员成为反思型练习者。成为反思型练习者的一个重要条件是，只有经验是不够的。反馈是巩固知识的基础。对经验的探索、反思和描述需要经过专门的培训。在 MBCT 课程中，教师教授特定的注意力训练（正念），鼓励对感觉（呼吸、身体、想法、情绪和行为）进行探索，并采用探询的方法帮助学员理解直接体验这些感觉带来的洞察力。

戴维·库伯（David Kolb，2014）使用循环模型讨论了成人学习的过程，该模型包含四个要素：成人学习者体验活动并看到活动效果的具体体验，成人学习者反思体验的反思性观察，通过学习从经验中推断出理论或范本（即抽象概念化），在应用环境中主动实践或验证学习效果。这很好地反映了 MBCT 课程展开的进程，学员在这个过程中体验练习，通过探询来反思，思考其整合，并通过将所学内容应用到日常生活中进行实践。我们在第五章将进一步探讨库伯的理论及其与 MBCT 的相关性，其中我们将探讨教师如何在课堂上识别这些进程并推动它们向前发展。

如何把这些成人学习的一般理论应用于 MBCT 的教学中？首先，我们知道，在 MBCT 课程中，学习植根于体验、自我导向和反思模式。其次，我们知道正念练习也是一种自我导向的有目的的投入，能够训练注意力，我们觉察到自己与内在体验（想法、情绪和身体感觉）及外部环境之间的关系。我们还知道，MBCT 课程在学习轨迹上是模块化的，强调技能的获得，并且无论课程主题如何，都可以独立学习。此外，教师鼓励学员对所学内容进行研究并加以利用，支持学员将这些技能应用于课程的目的，即治疗抑郁症和保持心理健康。

这在课堂环境中是怎样体现的呢？在下面的例子中，一名教师和团体成员正在讨论上一周的家庭练习。一名学员正在谈论他的家庭练习体验。

学员：这是艰难的一周。我的妻子和孩子都生病了。孩子病得特别厉害。为了让妻子好好休息，我照看了孩子几个晚上，所以当他咳嗽和大哭时，我就得起床。但是，哎呀，我太累了。

教师：听你说到家人生病了，我很难过。你还好吗？

学员：还好。我不得不放下家庭练习，因为实在没有时间。我对此感到很难过，对自己也很失望。

教师：嗯，抽时间练习已经够难的了，更不用说在履行其他职责的同时还要照顾患病的家人了。现在家人怎么样了？

学员：好些了。

教师：这是个好消息。我很高兴听到这个消息。我想知道"对自己很失望"这种感觉是怎样出现的？

学员：很平常的情况：我不知道该如何应对。我感到担心、疲惫。

教师：是一些想法，还是情绪？

学员：两者都有。

教师：那么，你意识到了想法和情绪吗？

学员：嗯……是的。

教师：身体有什么反应吗？

学员：紧张、不安。

教师：还有别的吗？

学员：嗯，当我抱着孩子走来走去并试图安抚他时，我确实记得我在想，这是练习正念行走的好时机！所以，我就做了几轮。

教师：那样做对你有帮助吗？

学员：嗯，孩子不哭了，这让我感觉好多了！

教师：这很好。你感觉如何？

学员：嗯，我认为把注意力集中在抱着孩子的身体感觉上很好。这让我平静了下来，我想这是上一周我们讨论过的和不愉悦情绪共处的情形。当时我想，这不好玩，但我已经走到这一步了。现在是凌晨2点，孩子哪儿都不能去，我也一样，所以让我们接受这个现状。

> 教师：所以，这是在应用练习。当担心、焦虑和不安出现时，你想到了做
> 　　　正念行走练习。这太棒了！
>
> 学员：这算吗？
>
> 教师：当然。

在这里，我们看到了生命的现实本质使它的存在为人所知。这名教师既善解人意又富有慈悲心。从正念的角度看（对想法、情绪和身体感觉的觉察），他的提问抓住了体验的本质，重要的是向学员展示了将从课堂中所学的内容融入现实生活的时刻。这既是对这名学员的一次重要教学，因为其过程呈现并强化了学员的个人练习，也是对整个团体的一次重要教学，因为这证实了正念练习在困难时刻的可行性和实用性（团体学习）。此外，这种交流是有用的，因为它展示了如何关注一个令人沮丧的状况的全局，而不是执着于个人的想法或消极影响。

MBCT教师正在进一步促进个人的自我练习，这种学习与方式是否正确无关，而与鼓励学员抱着好奇心并展开反思的关系更大。这也意味着MBCT教师将更多地扮演向导的角色，而不是传统意义上的教师角色。教师通过引导学员审视他们在体验中的发现，从而提高他们的反思能力，而不是依靠教师来获得答案。

此外，教师需要灵活地对每名学员做出反应，并对当时可能最有用的内容保持敏感，而不是照搬教学主题或计划。例如，如果一名学员在反思刚刚的练习，并开始谈论过去一周所发生的事情，那么他应当被引导到自己的直接体验中。教学是协作式的，强调对被注意到的事物表现出兴趣，并传递一种开放、欣赏和尊重的态度。使学习与预防抑郁症复发、其他困难状态和日常生活（成人学习的一个重要方面）相关，这是个人练习中另一项有效的教学技能。

团体过程

MBCT 课程的内在特点是教师不仅关注个人练习，而且具备带领团体的能力。团体过程是另一个动态且复杂的改变要素。在这种情况下，一个团体可以被定义为有明确的兴趣领域或对要实现的目标达成一致意见的一群人的集合。根据团体的构成方式、规模、成员、对所要完成工作的理解及对课程的意图和原理描述的清晰程度，团体的动力将有所不同。对 MBCT 而言，成员的共同经历是继发于心理健康状况（如抑郁症）的心理和情绪困扰，以及防止疾病复发的愿望。

考虑到这类经历的敏感性，提供一个安全的学习氛围的重要性就不言而喻。在前两周的课程中，教师建立团体规则和恰当的边界，并根据需要在后面几周的课程中提醒学员注意安全问题和保密性，这些是支持学习的必要条件。

此外，学员需要相信作为教师，你能够巧妙并安全地处理困难的想法和情绪状态。参加这门课程的许多学员都曾体验过孤立感和孤独感，觉得自己与"普通人"不同。一名学员沉痛地表达了这一点，他说："我只是有一个不同的大脑，不如其他人的大脑。"在许多文化中，患有抑郁症的人仍然会感到被排斥和被污名化。这种孤立感可能会导致不被理解的感觉，并最终阻碍人们寻求帮助和支持。对他们来说，和其他也有情绪障碍的人在一起是一种安慰，并能减轻作为局外人的感觉。人们更容易认同那些同样也有心理健康问题或慢性疾病的人。

重要的是，团体开展 MBCT 练习和探询的过程支持了一种共通的人性，从而减少了对个人信仰体系的执念。聆听具有类似经历的人的诉说，会减少一个人是孤独的或不同于常人的看法。其他人如何理解和应用所呈现的教学重点是有价值的，这有助于个体摆脱只有一个狭隘叙述的僵化的自我观念（如"我一文不值"）。根据我们的经验，在课程结束时得到的反馈中，学员通常会说，最有帮助的是与其他有类似经历的人同处一室。

团体学习这一要素早在第一周课程中就被加以运用。当教师通过简要的自我介绍启动这门课程，接着对 MBCT 课程进行概述，并制定团体准则和安全注意事项时，这一进程就充分说明了这一点。之后，学员开始相互做自我介绍。在此过程中，他们与另一名学员结成两人小组，并被要求回答以下问题：为什么参加这门为期八周的课程，以及他们希望从这门课程中获得什么。（在引导全体学员结成两人小组时，教师要谨慎地表示，对一些人来说，在团体中发言可能会引发焦虑，即便如此，也要简单地介绍一下自己。）两人小组互相自我介绍进行一段时间之后，教师把大家的注意力重新召回到课堂上，谈话继续进行。教师邀请所有学员分享他们在互相自我介绍时的感想，这通常可以看出他们经历中的共同点。学员则了解到，虽然抑郁症让他们感到被孤立，但其他人也有类似的经历。

因为每周课程都有几个重要的主题需要涵盖，所以时间有限对所有 MBCT 教师来说都是一种压力，但教师在第一周课程开始时不要缩短讨论的时间，因为这会减轻学员的被孤立感，并开启团体分享的进程。

以下是第一周课程中自我介绍部分的一个场景，进一步说明了与一群经历过抑郁、焦虑和其他心理痛苦的人在一起的心酸（为保护学员隐私，此处使用了化名）。

学员 1：大家好。我叫艾伦。我不知道自己为什么会在这里。我的医生推荐我来学习。我一生中的大部分时间都很抑郁。我想我已经绝望了。我在先导课中了解到，MBCT 课程很有帮助。虽然我对正念有一些怀疑，但是我愿意试一试。

教师：谢谢你，艾伦。

学员 2：我叫简。我真的希望这门课程能有所帮助。我接受了很多治疗，它们都有点帮助。我厌倦了和别人有不一样的感受。大多数时候我都感到悲伤。有时候，我醒来都不想起床。但后来我还是起床了，因为我必须去上班。

教师：谢谢，简。

学员 3：我是玛丽。我听过很多关于正念的内容。我很好奇它是否会有帮助。我因为抑郁症住院。我很容易焦虑。我的心理治疗师认为这门课程可能会有帮助，所以我来到了这里。

教师：谢谢，玛丽。

学员 4：我想我没有和这样的人在一起过……我是说，和曾经有过抑郁症的人共处一室。我很难向其他没有抑郁症的人解释抑郁症。五个月前，我很抑郁，无法下床。我的丈夫真的很担心我，这让我感觉更糟。他不停地告诉我要动起来，这样会感觉好一些，但我实在没有力气。

教师：（微笑并温柔地问）你叫什么名字？

学员 4：哦，我叫安吉。我很高兴来到这里。

教师：谢谢，安吉。

学员 5：我是凯特。我第一次抑郁发作是在上大学的时候。药物治疗很有用。我想结婚，但不想在怀孕时还依赖药物。我希望 MBCT 课程能让我不用服药，这样我就可以备孕了。和露西一起聊天真是太好了，我们有很多共同点。

教师：谢谢你，凯特。

学员 6：嗨，我是露西。和凯特聊天真是太好了。我们发现我们住在同一个街区。能分享曾经患过抑郁症的经历真好。在大多数情况下，我表现得很焦虑。我希望这门课程能帮助我减轻焦虑。

教师：欢迎，露西。

学员 7：大家好。我是乔治，听到别人的分享感觉很好。多年来，我一直患有抑郁症和慢性疼痛。我希望我们有更多的机会分享。我从不跟别人提起这有多艰难。我希望我听到的所有这些正念的内容都能帮助我。

教师：嗨，乔治。

这些自我介绍强调的一个主题是，患抑郁症不是一种独有的、孤立的经历。从团体中其他人那里听到相关的分享，弱化了围绕"我有抑郁症"这一观点形成的对自我的刻板认知，因为他们听到了一系列关于其他人如何经历抑郁症的描述，这些描述很可能与他们的经历十分相似。

另一个有赖于团体过程的主要学习内容是一个人的评价、背景和状态如何影响其对事件的感知和解读。"想法不等于事实""一个人的抑郁症并不能代表这个人"这些内容在团体的环境中更容易被识别和接受。其中一个基于 CBT 原理的练习证明了这一点，即第二周课程（"活在头脑中"）中所教的在大街上行走的练习，在这个练习中，大家探讨了对模棱两可情况的回应。学员被给定了一个特定场景：当你在大街上行走时，看到有一个你认识的人从对面走过来；你朝对方挥了挥手，但对方走过时并没有注意到你。这个练习要求学员写下他们对此事的反应，然后在团体中分享。由此产生的通常是热烈的讨论，这些讨论凸显了从幽默到极具启发性的一系列反馈。MBCT 教师的任务是通过团体来说明以下几个重要主题。

- 我们常常不知道自己是如何解读某种状况的，总是匆忙下结论，并认为这些结论就是事实。
- 未知的思维模式对我们如何相信正在发生的事情的真相产生重大影响。
- 这个练习说明，各种不同的解读表明"当下的真相"是高度主观的，通常是个性化的。
- 看到团体成员有一系列的解读，弱化了个体对任何一种解读的执着，并认识到现实是被构建出来的。

至关重要的是，与说教式的"讲授"相比，这些观点是由团体自发形成的，所以更能引起学员的共鸣。在 MBCT 课程中，学习的另一个重要方面是，我们对事物的感受方式往往是通过我们赋予某一情况的意义来决定的。我们经常忽略正是想法将这两者联系起来，以及我们的想法是真实的这一假设。在抑郁和焦虑中，专注于想法至关重要，因为想法带来的影响是情绪低落。事实上，从团体中的其他人那里看到每件事都存在一系列可能的解读，这会降低任何特定解读的可信度。这就播下了"想法不等于事实"的种子。

此外，以上讨论表明，解读不仅因人而异，而且还取决于我们在不同情境下的情绪。MBCT 教师通过询问一个人抑郁时其解读的可信度会发生什么变化，来揭示并强调这一点。来自学员的反馈通常是一致的，即固执己见和消极。询问这个问题是为了强调抑郁症对人们所相信的事物的影响。让学员意识到这一点非常重要，因为这可以凸显抑郁对人们的影响，那些与抑郁情绪一致的想法会一再浮现，也会影响人们对这些想法的解读。

具身体现正念临在

我们已经讨论了四种改变要素，尽管它们很重要，但我们认为，教师具身体现正念临在是影响学员如何体验其他改变要素的关键，因为如果没有这个积极而有力的要素，教学就会变得公式化，没有灵魂。

在这里，我们需要提出几个问题：具身体现的具体特征是什么？它们能被识别吗？我们如何用这种深奥的对具身体现正念临在的描述来理解每个当下呈现的正念练习？

在第六章和第七章中，我们将进一步阐述这一主题。在此揭示这一点的目的是，我们认为以下品质代表了具身体现正念临在。在教学中，教师将尽其所能体现并融入关于正念基础态度的经验和知识，即耐心、信任、初心、不评判、接纳、不挣扎和放下，以及对苦难经验的好奇心和慈悲心，还有深受佛教心理学的洞见影响的 MBCT 对待苦难的方法：这种经验是非个性化的，尽管我们将其个性化；没有人能保证生活是完美的、没有痛苦的；无常才是生命的现实；这也适用于我们所处的环境及我们所体验的心理和情绪状态。这些知识是基础，因为它们是将传统形式的练习转化为当代形式的催化剂，而教授 MBCT 是正念练习在当下的延伸。从这一认识中，教师认识到从其教学重点和探询过程中促进当下（正念）取向的重要性。教师欣赏并能够传达这种关注的原理，鼓励学员采取在每个当下以体验而非分析的方式学习。这需要觉察和描述各种感觉的技能，这里的感觉包括身体感受，也包括思维和情绪，并利用这些来支持情绪和认知复原。除了这些特征外，教师还将为学员树立榜样，鼓励学员对所有体验保持开放、接纳的态度，并采取一种善意、富有慈悲心的方法，尤其在面对困难时。我们相信教学的丰富性在于教师体现这些品质的能力。

应用改变要素

在课程中应用这五个改变要素是什么样的情况呢？为了说明这一点，我们提供了两个场景。第一个场景来自第三周课程（"集中散乱的心"），包括询问几名学员针对以柔和的瑜伽体式为基础的正念伸展练习的体验，然后是正念行走练习。教师有兴趣让尽可能多的学员反思练习的体验（使用个人练习和团体过程）。

学员 1：拉伸一下的感觉真好。

　教师：以什么样的方式？

学员 1：只是动了动我的身体。好久没这样做了。

学员 2：我很惊讶自己居然能做一些瑜伽体式，感觉很好。

学员 3：我喜欢专注于呼吸的方式，它让我意识到我有时会屏住呼吸。

　教师：你有没有注意到自己在何时屏住呼吸？

学员3：我想是在我没有专注于自己身体感觉的时候。

　教师：你有没有意识到你关注的是什么？

学员3：思考！（笑）至少当我开始思考时，我注意到了。

学员4：关注身体感觉很好，尽管我注意到我的注意力并不总是在身体感觉上。我有时也在思考。

学员5：当我们第一次开始时，我有点焦虑，但现在我感觉不同了。我想运动有助于安顿身体。无论如何，我确实感觉好多了。

学员6：我意识到自己的身体有多僵硬，都怪我自己。

　教师：我们已经从你们几个人那里听说了这次练习中出现的一些情况。运动一下感觉很好，有些惊喜，注意到有时会屏住呼吸，有一些愉快和不愉快的经历，有情绪的转变，以及好的旧念头出现了！（学员的笑声）同一个练习会有多种不同的反应，这难道不是很有趣吗？

在上面的摘录中，教师最后的回答不带任何偏好地全面总结了学员们的反思。通过这种方式，他鼓励了个人练习；通过认可各种不同的反应，他也示范了如何接纳所有的体验。

下一段摘录来自一名经验丰富的 MBCT 教师，他刚刚在第四周课程（"辨识厌恶之心"）中组织了一场关于抑郁症症状的讨论。学员一直在讨论 DSM-5 所界定的抑郁症症状，并被引导查看抑郁症中普遍存在的常见消极想法列表。因此，学员的情绪很低落。学员面对的是其过去的经历，这引发了悲伤和焦虑的情绪。

学员1：这个练习让我感觉不太好。我是说，我们为什么要做这些？

对教师来说，这是一个很难回答的问题。新手教师往往倾向于回答问题并解释原因。如果这样做，学员将从自己实际的感受和体验中抽离出来，转而分析"为什么"，并去应对抑郁症。这样教师就无法将厌恶情绪正常化或对其进行探索。

教师：面对抑郁症确实不容易。当你看到这些症状和消极想法时，我可以问一下你注意到了什么吗，如想法、情绪、身体感觉？

这是引导学员回到当下，同时转向不适感，也是一个通过暴露疗法进行个体和团体学习的机会。教师体现了一种正念临在，这与修复或远离不愉快的事物无关，而更多的是接近、探索和与之共处。教师的正念临在在引导学员注意体验领域的想法、身体感觉和情绪等方面具有稳定而持续的影响。

学员：我的身体很紧张。我有很多的想法，如果觉察到这些让我很沮丧怎么办？

教师：你在身体的哪些部位觉察到了这种紧张感？

学员：胸部和肩膀。

教师：你能说出那些紧张的感觉吗？

学员：发紧、酸痛、疼痛……

教师：有没有可能通过深呼吸放松这些身体部位，从而进一步探索呢？

（学员起身，做了几次深呼吸，放松肩膀。）

在上面的摘录中，教师没有直接讨论当前教学模块（抑郁症的症状）的内容，而是继续探讨学员的焦虑和担忧。间接但重要的是，教师具身体现了这门课程的一个关键主题，即直面并与具有挑战的时刻共处，通过身体感觉来探索这些困难。具身体现的一部分证明，安全地容忍并克服困难是有可能的。这对个体和团体来说都是一个重要的教学时刻，因为在团体中，一名学员的经验可以影响到其他学员。在这里，教师具身体现正念临在自动带入另外两个改变要素（个人练习和团体过程），正念练习和课程大纲的两个要素也同时得到了应用。

本章小结

在本章中，我们讨论了五大改变要素：课程大纲、正念练习、个人练习和团体过程，以及教师具身体现正念临在。通过了解它们的影响并实际应用，教师可以增加教学的深度，提高教学技能。MBCT 教学因此成为一种自然展开的练习。

虽然我们相信具身体现是教授这门课程最关键的组成部分，但是培养具身体现的过程确实需要时间；它是基于教授 MBCT 课程、参加后续相关 MBCT 培训、坚持个人正念练习、从资深 MBCT 督导师及持续的专业发展中所获取的经验。不过，在教师的成长过程中，他可以放心的是，学员的学习和 MBCT 课程的教学还将得到其他四个改变要素的支持。

既然我们已经确立了 TRIP 和五个改变要素，我们将在第二部分中研究这些结构如何帮助教师在教学的具体实践和练习中提升技能和建立信心，引导 MBCT 团体完成治疗，引导学员完成体验式、反思式的教学过程。通过这一过程，学员学会稳定和加强他们的正念注意力和觉察力，并转向面对困难和具有挑战性的心理和情绪状态。

第二部分

技能培养——建立信心

第三章

练习和训练：
运用 TRIP 和五大改变要素

本章的目的是利用 TRIP（主题、原理、意图和练习技巧）框架和五大改变要素来引导、探索，并加深对 MBCT 八周课程中每周正念练习和认知训练基本要素的理解。正如我们在前一章中所概述的那样，TRIP 不仅适用于每周课程，还适用于每周课程中的单个练习和训练。无论你是 MBCT 新手教师，还是经验丰富的教师，本章都将成为有用的工具。其中许多练习的引导语可以在附录中找到。

TRIP 在正念练习中的应用

回顾一下，主题（主要内容、话题和情境）、原理（为什么我们要做正在做的事情）、意图（我们正在做什么及其目标）和练习技巧（如何引出或传达内在的关键教学要点）使教师在指导学员参与 MBCT 课程时，更容易识别他们在任何特定时刻的需求。教师倾向于以讲课的方式传授他们试图传递的知识、价值观、技巧和能力。在 MBCT 课程中，大部分教学都是启发式或隐含式的，此时 TRIP 就发挥了很大的作用。

教师的正念练习技能是指那些能够提高和促进学员正在学习的技能。这意味着教师正在学习和使用特定的技能，这样学员就可以更容易地发展自身的技能。毫无疑问，有时这两者之间有共同点，但在以下内容中，我们将两者区分开来。

在本章中，我们使用 TRIP 探索所选定的正念练习和认知训练。请谨记，TRIP 适用于所有练习。我们挑选了一些我们认为最能说明问题的例子。

吃葡萄干练习

第一周课程的练习技巧从教师分发葡萄干后的吃葡萄干练习开始。教师引导学员将这个"物体"或葡萄干放在手掌上，并邀请他们以初学者的态度，通过视觉来关注它，探索葡萄干的各种特质。然后教师留出一段静默时间，让学员进行个人探索，在他们最终咀嚼并吞咽葡萄干之前，系统地、缓慢地引导他们分别围绕触觉、听觉、嗅觉和味觉来进行。在练习过程中，教师会不时提醒学员去觉察注意力是否已经从直接体验转移到思考上，并温和地提醒他们回到当下的任务中，也就是对葡萄干的探索。

主题：关注体验并通过感官体验理解自动导航状态。

原理：利用外部的、可接近的和熟悉的物体和活动来培养正念的注意力和觉察力。

意图：

- 通过感官培养直接体验；

- 通过每种感官按顺序引导注意力；

- 开始意识到想法打断直接体验的倾向，如通过比较、评估、偏好、联想、图像、记忆、解释或结论。

练习技巧：针对教师

1. 与所有练习一样，教师在口头引导与自己沉浸于练习（具身体现正念临在）这两者之间取得平衡，同时观察学员的听觉和视觉线索，以了解他们是如何体验练习本身的。

2. 教师明确而系统地将学员的注意力按以下顺序引导到个人感官上：视觉、触觉、听觉、嗅觉，用嘴唇感受葡萄干，这是品尝的前奏，最后是品尝、咀嚼和吞咽。

3. 引导语虽然有指导性质，但是也要兼具邀请性，并且需要使用现在进行时和最少的问句。这增强了教师和学员停留在练习体验流中的能力，而不是进行内在认知对话。尽量少用人称代词和所有格代词（如你、你的、你自己）来强调体验的非个人性。在引导过程中使用现在进行时的例子包括："把注意力放到……""注意……的性质""注意……的声音""体验……的口感""移动手臂……"。

4. 描述葡萄干的各种特质，以帮助学员发展出共同的体验用语并增强感官觉察，这些特质包括颜色、形状、透明度、口感、外缘、粗糙度、平滑度、隆起度、重量、柔软度、硬度、声音、香气、唾液、味道。当然，如果没有感觉，也请注意提醒这一点。

5. 教师为学员提供条件去关注他们所体验的一切事物。如何进行引导是经过仔细考量的，包括必要的停顿。如果教师讲得太多，会导致学员过于关注教师的声音，而不是他们正面临的一切。

6. 教师提到觉察"注意力被带走"或"走神"，以强调注意力转移到想法、情绪、感觉或冲动的习惯性倾向，帮助学员提高调节注意力的能力。然后，教师邀请学员把注意力带回到正在探索的感觉上。

教师：关于葡萄干，你注意到了什么？

学员：当我看它时，它看起来像老鼠屎，我没办法吃它，因为它很恶心。

教师：哦，所以你有一个想法、一个联想，还有一种厌恶的情绪？葡萄干的什么特质带来了这样的联想和情绪？

学员：它是棕色的，小小的，皱巴巴的……

教师：谢谢。其他人注意到了什么？

7. 教师在练习结束后立即展开讨论，以提高学员对体验的反思能力。这就是探询的过程，我们将在后文详细进行介绍。

练习技巧：针对学员

1. 把感官作为媒介训练如何安放、探索、转移或释放注意力。

2. 学会探索并表达直接体验。

3. 增强对体验的觉察并走出行动模式。

4. 意识到直接体验是如何被想法打断的，注意力又是如何被其他事物吸引的。

身体扫描练习

身体扫描是 MBCT 课程中所教授的第一个正式冥想练习。教师邀请学员采取舒适的姿势，仰卧或坐着，并告知他们在练习过程中可能会感到困倦，但这并不是身体扫描的目的。教师还将建议，根据团体成员的不同，有过创伤、精神分裂或极度焦虑史的学员可能希望用毯子把自己的身体盖住（如果仰卧会引发太多的脆弱感的话），如果在练习过程中有人感觉太痛苦，可以睁开眼睛、坐起来或暂停练习，或者采取专注于呼吸或脚底等自我照顾的行为。教师引导学员关注整个身体及其与其他物体的接触。刚开始教师引导学员注意呼吸的感觉。几分钟后，帮助学员集中注意力，从脚（或头）开始，按照顺序在身体中移动注意力，以探索注意力到达、持续和经过时的感觉。

身体扫描练习的时长为 35～40 分钟。新手教师和学员经常会问为什么时间会这么长，因为他们觉得这很无聊、容易睡着、焦躁不安或毫无意义。同样，牢记 TRIP 框架有助于教师在介绍和进行练习时阐明主题、原理、意图和练习技巧，有助于回答这一过程中常见的问题。

主题：觉察并探索身体感觉。

原理：把身体感觉作为信息来源和注意力的锚点。

意图：

- 通过系统地、按顺序地将注意力引导到身体的不同部位，探索当前的身体感觉，然后转移到下一个身体部位（处理未来困难的心理和情绪状态的并行过程），从而强化注意力训练和正念觉察；

- 训练对所有体验（无论愉快的、不愉快的，还是中性的）的注意力并培养相应的觉察能力；

- 识别并熟悉障碍、阻力和利用身体对当下体验的反应，这是培养元认知的开始，可以发展并延伸到处理困难状态下的痛苦感受；

- 强化可能出现的障碍，包括焦躁不安、沮丧、愤怒、怀疑（"我可以吗"）、想要或不想要（希望事情变得不同）、各种经历、人、事物、困倦、无聊、不耐烦。

练习技巧：针对教师

1. 教师引导学员发展一套用来形容身体感觉的词汇。在引导和探询中，向学员强调学会使用描述感官感觉的词汇的重要性，方便日后能够将想法、情绪、冲动或行为与身体联系起来。身体感觉可能包括麻木、刺痛、压力、紧张、温暖、凉爽、潮湿、沉重、轻微、来来去去的感觉，如果没有任何感觉，也请留意它！

2. 培训学员如何安放、释放和转换注意力，同时按顺序将注意力从身体的一个部位引导到另一个部位。

3. 教师带着平静和冷静的态度进行引导，含蓄地表示没有任何体验可以凌驾于其他体验之上。在持续练习的过程中，允许学员产生各种体验：想要的、不想要的和通常被忽视的中性体验。这打破了学员惯常的期待，即认为身体扫描是为了放松或"感受到更少的压力"。邀请学员试着与困难的体验共处，或者进行自我照顾。这引入了在任何特定时刻辨别需要什么样的技能来应对。

4. 在探询中，教师从学员那里引出各种描述身体感觉的词汇，示范对所有体验的开放性和好奇心。学员对这一练习的反应和教师针对学员的探询让学员意识到，当面对自己喜欢和不喜欢的东西时会发生什么——留意喜欢的身体感觉，这往往是我们想要体验更多的部分，而那些不喜欢的身体感觉则是我们经常试图避免的。

练习技巧：针对学员

1. 体验和描述身体感觉及在这个练习中可能出现的各种心理和情绪状态。

2. 加强和扩展对身体有意识的关注。

3. 培养追踪体验的技巧，包括将注意力从既定的觉察目标上转移开。

觉察呼吸和有挑战性的身体感觉练习

在第三周课程中，教师带领学员进行静坐冥想练习，并引导他们如何巧妙地处理有挑战性的身体感觉。首先，让学员将注意力放在静坐的身体姿势上，提醒他们尽可能地体现出清醒和放松的状态。其次，引导学员练习将注意力锚定在所选的身体部位（鼻孔、胸部或腹部）的呼吸感觉上。大约 10 分钟后，请学员以开放和接纳的态度关注整个身体和所呈现出的感觉。再次，要求他们注意并探索可能出现的任何强烈的身体感觉，如果需要的话，进行自我照顾（如改变身体姿势）。最后，回到原来的姿势。

主题：将注意力锚定在呼吸和身体感觉上，转向并探索有挑战的身体感觉。

原理：把呼吸和身体出现的其他感觉当作当下的锚点和替代观点（而不是头脑中的声音），我们可以从中探索困难的身体感觉——身体会提醒我们什么是突出的或具有挑战性的感觉。

意图：

- 培养和支持对呼吸和身体感觉的关注；
- 学会与具有挑战性的身体感觉相处，以此减少经验性回避和习惯性反应。

练习技巧：针对教师

1.教师引导学员关注呼吸时最明显的身体感觉，在每一次呼吸时都带着好奇心去探索。

2.教师将使注意力的移动正常化，提醒学员注意这一点，他们有能力不带任何评判或无须挣扎地将注意力重新带回到呼吸或身体上。正念也指意识到注意力移动，就像持续专注于一个焦点一样。

3. 在练习过程中，引导学员将注意力扩展到整个身体，以探索感觉的出现和消失。

4. 当遇到具有挑战性的身体感觉时，邀请学员带着好奇心去探索这些感觉，以呼吸作为支撑，并在必要时选择有意识地改变身体姿势，并（如果准备好了）回到原来的姿势。让自己持续体验那些具有挑战性的身体感觉，这是训练忍耐力和巧妙地应对困难的一种方法，而不是自动反应或回避。

5. 在探询时——MBCT 课程中每次练习后的反思式对话——教师将帮助学员描述呼吸时身体的体验和感觉、他们如何回应将注意力放在强烈的身体感觉上及注意力每时每刻的移动。通过提问和反思，教师引导学员探索这一体验。在处理强烈的感觉时，这一点尤其重要，并突出了当我们转向并进一步了解困难而不是回避困难时会发生什么。

练习技巧：针对学员

1. 将主要注意力集中在突出的呼吸和身体感觉上。

2. 培养觉察力，留意注意力离开既定的锚点，并有意识地以平静和友善的态度将注意力带回到锚点上。

3. 接近并探索强烈身体感觉的特质，从而学会与困难共处，而不是回避困难。

4. 当面对困难需要自我照顾时，请意识到这一点。

正念运动练习

在第三周课程中，教师引导学员完成一系列瑜伽体式，让他们在运动中关注身体及其表现。教师提醒他们在练习的过程中注意身体感觉，并在想法出现时注意到它们，然后再回到对身体的关注上。

人类离不开活动。然而，我们经常久坐不动，忽视并削弱了身体对思维的重要性。正念运动提醒我们，我们有一个身体，无论我们走到哪里，它都会伴随着我们。抑郁是一种低唤醒状态，通常会导致身体活动减少；而焦虑是一种高唤醒状态，可能表现为活动量增加。静止或运动的身体为我们提供了信号，这些信号对治疗抑郁和焦虑具有重要的意义。

对学员来说，运动可能是一种容易理解且切实可行的练习。然而，当我们的身体面临限制时，它可能会通过比较和评判性思维自发地激活困难的情绪。教师需要意识到这一点，并通过练习技巧做出回应，如将学员所分享的有厌恶感的经历正常化。

主题：觉察并与处于运动状态的身体共处。

原理：将运动中的身体作为当下注意力的锚点，学员将获得与自己的大脑合作的机会，因为在这个练习中，个体评判、比较、假设和得出结论的倾向很常见。

意图：

* 培养对运动中的身体的觉察；
* 觉察贯穿从一种姿势过渡到另一种姿势，以利于培养每时每刻的正念；
* 加强对经常被忽视、不被注意或被掩盖的身体感觉的关注，以提高捕

捉各种心理和情绪状态变化的能力。

练习技巧：针对教师

1.教师引导学员关注身体感觉，舒适地保持在自己的身体允许的限度内，必要时进行自我照顾。

2.教师传达出这样的信息，即正念运动不是一种比赛，也不是为了锻炼身体，而是注意力的一个锚点，通过将注意力放在体验上，从而阻止对特定目标或结果的关注。在活动身体时，唯一的目标是关注体验本身。提醒学员可能会觉察到与成就、和他人比较或自我评价相关的想法，如果发生这种情况，只需将注意力转移到身体上。

3.探询有助于学员发展出一项技能，即注意到事件（本例中为身体运动）、相关想法和情绪之间的关系，并最终认识到它们与螺旋式下降的情绪和焦虑之间的关系。

练习技巧：针对学员

1.对于运动中的身体，发展出描述直接体验的语言，理解身体的边界、限制，并使用身体运动来实现高唤醒和低唤醒。

2.突出存在模式和觉察，而不是行动模式和挣扎。

3 分钟呼吸空间练习（常规版和回应版）

常规版 3 分钟呼吸空间和回应版 3 分钟呼吸空间是 MBCT 课程的核心练习，分别在第三周和第四周课程中被引入。它们有不同的用途，需要以清晰的方式予以教授。在区分及应用这两个练习时经常会出现混淆的情况，部分原因是描述它们的方式，而且在《抑郁症的正念认知疗法》一书的两个版本中，它们的名称不同。为了明确起见，我们将使用常规版和回应版来区分这两个练习。

常规版 3 分钟呼吸空间练习

常规版 3 分钟呼吸空间是一种正式的日常练习，用于训练学员重复进行短暂的正念时刻，将注意力集中在当前的事物上，并觉察正在发生的事情。

这个练习分三个步骤进行，每个步骤大约 1 分钟，在引导时都会被明确地指出来。第一步，教师要求学员采取警觉的坐姿，并关注当下的想法、情绪和身体感觉。第二步，教师要求学员缩小关注的范围，将注意力转移到通过腹部呼吸的身体感觉上。第三步，涉及关注整个身体，围绕呼吸和对体验的更大范围的觉察进行。据反馈，因为简便并易于操作，在完成 MBCT 课程后，这个练习是学员最常做的练习之一。

主题：觉察当下的体验。

原理：能够快速将注意力转移到体验的认知、情绪和身体组成部分，在任何特定的时刻练习正念。

意图：觉察当下并跳出自动导航模式。

练习技巧：针对教师

1.教师引导学员快速觉察并识别当下的想法、情绪和身体感觉——想要的、不想要的或中性的（第一步），练习将注意力放在用腹部呼吸时的身体感觉上的技巧（第二步），将注意力扩展到整个身体（第三步）。

2.探询侧重于这个练习的三个步骤，确保学员理解各个步骤。重点是利用常规版 3 分钟呼吸空间练习来支持当下。此处的难点是学员可能会将其误解为"快速解决方案"或逃离困境的方法，关于这一点应该在探询过程中听取学员的反馈和展开讨论。学员还需要确定在日常生活中何时及如何运用这个练习。

练习技巧：针对学员

1.培养将觉察带到体验中、集中注意力和扩展注意力的技能。

2.迅速将注意力转移到任何情况，同时学习将注意力从集中式转为开放式，以此作为摆脱自动导航状态的工具。

回应版 3 分钟呼吸空间练习

在这个改编版的练习中，教师在课堂上让学员想象一件困难或令人担忧的事，同时觉察自己出现了什么想法、情绪和身体感觉。要求学员讲述出现的任何情绪，然后引导他们花一点时间探索与之相关的身体感觉。请学员运用呼吸或特定的短语给予自己支持以帮助自己与情绪引发的感觉共处。然后，引导学员感受腹部呼吸的感觉，最后把注意力带回到整个身体上。

回应版 3 分钟呼吸空间练习对于教会学员将注意力转移到困难情绪状态，并发现他们可以与之共处，进而探索这些情绪状态的技能至关重要。要求学员在应对现实中的困难时练习这种方法，让他们学会更加巧妙的应对方式，而不是惯常的抗拒、适应不良或逃避的反应。身体是这个练习的一个重要锚点，因为它提供了另一种让我们与具有挑战性的体验共处的方式。学员了解到，困难的状态会过去，他们可以采取一种更健康、更有意识的体验方式来处理这些痛苦的状态。

主题：转向面对困难、与困难共处并拥抱困难。

原理：减少反应性行为，建立对痛苦的耐受度、接纳度和回应的选择。

意图：

- 觉察与困难相关的任何体验（想法、情绪和身体感觉）；
- 在困难的想法和情绪中，将身体感觉作为一种视角，而不是叙述和解决问题。

练习技巧：针对教师

1. 要求学员在安全的环境中将注意力和善意带到可控的困难上。

2. 教师引导学员识别与困难相关的想法、情绪和身体感觉。在这个过程中，帮助学员将情绪及相关的身体感觉命名。

3. 当不想要的身体感觉出现时，引导学员转移注意力并保持对身体感觉的关注。

4. 作为引导语的一部分，如果学员的情绪和身体反应过于强烈，请他们运用呼吸或一些特定短语给予自己支持，帮助自己与困难共处。

5. 教师引导学员有意识地集中和转移注意力、扩展觉察。

6. 由教师带领的探询有助于学员追踪个人的体验，并了解经验性回避与暴露疗法之间的差异（转向面对困难）。这里还可以看到任何经验都会发生变化的特质：以某种方式体验到的东西，在不同的时间可能会有所不同，困难终将过去或可以被容忍。最后一点，学员和老师之间的对话表明，通常会有更加巧妙的方式来应对那些不想要的体验。

练习技巧：针对学员

1. 认识和识别何时痛苦会出现。

2. 学会以非个人化（去中心化）的方式识别和标记情绪。

3. 培养以富有慈悲心的方式面对困难的意愿和能力。

4. 将注意力转移到整个身体上，以强化去中心化，并辨识如何巧妙地采取下一步的行动。

呼吸、身体、声音、想法、情绪和无拣择觉知练习

这一较长的静坐练习在第四周课程中教授，并在后面的几周课程中对其进行修改，以介绍如何应对由各种情绪带来的不同处境，类似于回应版 3 分钟呼吸空间练习。这个练习从指导姿势开始，然后转移到呼吸时身体的感觉上。几分钟后，教师引导学员将注意力转移到身体上，再转移到听觉上，接收来来往往的声音。接着，邀请学员把注意力集中在想法和情绪上，对整个体验采取开放和接纳的态度（无拣择觉知或开放觉察）。最后，用几分钟时间关注呼吸时身体的感觉来结束这个练习。

主题： 从集中注意力转向接收信息，然后转向对所有体验的开放觉察。

原理： 培养对整个体验（内部和外部）的觉察，并逐渐增强接受和非评判意识。这可以培养平常心，并提高及早识别困难心理和情绪状态的能力。

意图： 认识到内部和外部的感觉是处理想法和情绪的桥梁，并发展出以一种开放的视角看待所发生一切的能力。

练习技巧：针对教师

1. 在不断扩大注意力的范围的同时，用清晰明确的引导语引导注意力在不同特定目标之间切换。

2. 教师帮助学员发现，想法可以被视为类似于声音或身体感觉，与自我无关，从而减少他们对想法的认同。

3. 探询强调在不同锚点之间切换注意力的能力，并注意到想法正如声音、感觉一样来来去去。此外，扩展觉察以探索所有体验。

练习技巧：针对学员

1. 巩固集中注意力的技巧，培养开放的注意力和接收信息的能力。

2. 培养将想法和情绪作为具有各自特质的心灵感受的能力。

3. 识别并从集中注意力转向开放觉察。

TRIP 在认知训练中的应用

MBCT 课程中的认知训练——在大街上行走（第二周课程）、自动化思维问卷与抑郁症的症状（第四周课程）、替代观点练习（第六周课程）和识别复发特征（在第六周和第七周课程中制订行动计划），以及滋养和消耗练习（第七周课程）——帮助学员以旁观者的视角观察体验，减少对体验的认同感。这就允许学员做出更巧妙和有意识的反应，特别是对困难的反应，同时减少被动反应的持续时间和强度。TRIP 可应用于 MBCT 课程中的认知训练，以帮助教师专注于相关教学要点。

由于练习之间有很大的重叠，为了便于讨论，我们将首先探讨认知训练的主题、原理和意图，然后是认知训练的通用练习技巧。在本章中，我们并未明确提出如何将 TRIP 应用于所有 MBCT 课程中的认知训练，但正如我们之前所指出的，这个工具是通用的。对读者来说，将 TRIP 应用于下面未提及的其他练习，也有益于个人教学技能的培养。

在大街上行走

教师引导学员想象一个模棱两可的事件，在这个事件中，他们微笑着向迎面走来的一个自己认识的人招手，而对方似乎没有注意到，径直走过去了。然后，要求学员写下对这一事件的反应。

主题： 认识到现实是一种意识的建构，而解读是开放性的。

原理： 减少与个人解读混为一谈的可能性，并将其视为其中一种观点。

意图： 阐明对一个模棱两可的事件的不同反应（想法、情绪、身体感觉、行为和采取行动的冲动）——想法被强调为只是一种解读，而不等于事实。

自动化思维问卷

教师向学员提供一份自动化抑郁思维问卷（另外还可以包括焦虑思维问卷），并要求他们从中找出最能引起共鸣的三个，尤其当他们感到抑郁或焦虑时。然后，教师引导学员围绕思维的普遍性和非个人化的性质展开讨论，在不同的情绪状态下人们会对这些思维或多或少有不同的认同感。

主题： 将自我的想法外部化。

原理： 意识到抑郁症有一些标志性的想法，这些想法都是普遍的，并通过思维反刍使症状持续存在。

意图：说明抑郁和焦虑的想法很常见，会受情绪状态的影响，而非个人化的。

抑郁症的症状

要求学员识别与抑郁症相关的常见想法、情绪、身体感觉和行为。教师可以把这些记录在白板上并展开讨论。然后，教师从学员那里引出认识和外化这些症状的价值，以及这些症状如何经常被视为道德缺失，而非某种疾病的一系列症状。

主题：认识到抑郁症是一系列不同的体征和症状。

原理：加深对抑郁症的理解，它不是性格缺陷，而是疾病显现出来的状态，有了这样的理解就更容易管理抑郁状态。

意图：识别困难的心理和情绪状态的组成部分，对它们的熟悉程度并理解其普遍性。

上述认知训练的练习技巧

以下练习技巧与每个练习和训练都相关。

针对教师

1.教师介绍、解释并简单带领认知训练，确保学员发现每个练习和训练的主要教学要点。

2. 教师引出、传达并强调一段体验是由无关联和相互关联的多个部分组成的，与情感负荷无关。

3. 教师引导学员发现事件的偶然性，以及事件是如何影响想法、情绪、感觉、行为和冲动的。

4. 教师帮助学员将获得的知识整合到管理焦虑情绪或防止抑郁复发的方法中。

5. 教师强调包括抑郁和焦虑在内的困难经历很常见，是人类所共同拥有的而非某个人特有的。

针对学员

1. 发展出将体验解析为若干组成部分的能力。

2. 识别并外化抑郁症复发早期和晚期的各个方面。

3. 了解当时的情境和状态如何影响想法的可信度（不认同）、对事件所持的观点所带来的负面情绪负荷或对事件的解读（去中心化），以及对事件发生后的行为或冲动的评价（体验的相互关联性）。

有几种方法可以促进学员在这些练习和训练中进行反思。一些教师在教学时使用白板，在从学员那里引出相关教学要点时在视觉上予以强化。这有助于将困难的心理和情绪状态外化，强调其普遍性。还有一些教师把这些练习和训练作为一般对话来处理，根据学员的反应进行处理，并根据需要使其正常化。在这两种方法中，教师都会问学员从不同的回答中看到或注意到了什么。在随后进行的讨论中，教师使用开放式的提问帮助学员了解他们对这些练习和训练的理解及练习和训练的运用。可使用的问题示例：我们是如何做这个练习的？为什么要写下来？你对这些回应有何看法？你认为自己能如此轻易地得出这一切的原因是什么吗？这个练习告诉了我们什么？

滋养和消耗练习

滋养和消耗练习（第七周课程"如何更好地自我照顾"）虽然也是概念性的，但是与上述练习有所不同，因为这个练习既要采取行动，又要在某种程度上侧重于解决方案。这个练习的练习技巧与积极行动、态度转变和自我照顾行为直接相关。滋养和消耗练习要求学员记录自己一天中所进行的活动，以及这些活动带来的体验是滋养的、消耗的或中性的。TRIP 可以应用于这个练习中，帮助教师保持专注于觉察的练习目的和自我照顾，而不是被学员的叙述吸引。

主题： 识别滋养和消耗活动。

原理： 建立对日常活动及其对精力和情绪影响的觉察。

意图： 解构典型的一天，以洞察哪些活动让自己精力充沛或精疲力竭，然后考虑改变行为或态度，以促进自我照顾。

练习技巧：针对教师

1. 教师需要强调活动对想法、情绪（心情和焦虑）及身体的影响。

2. 教师温柔地向学员强调需要有技巧地进行自我照顾，对于无法改变的事情，我们要转换与它的关系，在可能的情况下减少消耗类活动或增加滋养类活动。

3. 教师引导学员在可能的情况下进行自我照顾（使其具体化、落实到行为且易于管理）。

练习技巧：针对学员

1. 能够依次描述典型一天的活动，培养追踪、体验和识别活动的感觉基调及其对情绪的影响的能力。

2. 能够将滋养活动分为带来成就感的掌控性活动和没有最终目标的愉悦性活动。

3. 并非所有消耗活动或困难都是可以改变的，需要内化这一认识，我们可以有新的观点，那就是改变与这些困难的关系。

我们已经概述了 TRIP 如何应用于正式的冥想练习和认知行为疗法的训练。这非常重要，由此教师才能对 MBCT 课程有一个清晰的理解并具备基本的教学能力。通过 TRIP，教师将知道自己在教什么、为什么教，以及其最终目的是什么——减轻痛苦。

五大改变要素：回到吃葡萄干练习

正如在本章开头和第一章中提到的，五大改变要素是保持忠实于课程前提、原则和练习的另一个参照体系。回顾一下，这五大改变要素包括课程大纲、正念练习（基于练习和训练）、个人练习、团体过程和具身体现正念临在（包括探询的过程）。吃葡萄干练习是一个示例，说明改变的要素如何在 MBCT 八周课程中帮助教师保持一致性和连贯性。

课程大纲

在开始教学时，学员和教师往往会偏离课程大纲或为课程大纲添加内容。我们认为，在考虑对课程内容进行任何增减之前，必须长期遵循本课程大纲。然而，可能需要进行小的调整或修改，这取决于授课的对象。每名教师都会适时发展出自己独特的声音、语言和教学风格。归根结底，在教授吃葡萄干练习或其他练习时，都要遵循一个特定的结构，在特定的课程中灵活地响应当下的需求就显得非常重要。

从吃葡萄干练习的角度来看待课程大纲，我们就能明白这个练习是如何作为整个课程的一个切入点来培养学员发展正念的技能的。首先，吃东西是我们都熟悉的活动，我们可以很容易地与之联系起来。其次，这个练习借助外部物体，通过多种感官凸显个人自动导航的状态。这为初学者学习正念练习提供了方便。练习之后进行探询是课程大纲的一个重要方面。教师强调体验学习、反思及将所学内容融入日常生活。

正念练习

所有练习都有特定的形式和结构。教师使用的语言要有明确的重点，有明确的开头、中间和结尾，几乎没有开场白。在带领吃葡萄干练习时，教师将重点放在感官上。在其他练习中，教师会强调其他关注点，但总是会考虑到无意识的注意力转移，并提醒学员把注意力带回来。教师在带领学员的同时进行练习，包括吃葡萄干。教师从自己的练习出发进行引导是具身体现所有练习必不可少的一个方面。

教师的语言吸引人、清晰且简洁。与所有练习一样，教师使用现在进行时

（"现在把物体放在舌头上"）和不提问来提高停留在练习的体验流中的能力。引导语从广义上描述了葡萄干的各种特质（形状、质地、颜色、味道等），以帮助学员总结出一套用于描述具体体验的词汇，并增强感官带来的觉察。另一个目的是提高学员对个人体验的关注度。教师在带领时需要留出一些时间，便于学员关注自己在身体和心灵中所体验到的一切。

个人练习

个人练习会推动改变，懂得利用这一点的教师会认识到每名学员都有自己的学习轨迹。在所有的练习中，包括吃葡萄干练习，教师会有兴趣引出一系列关于练习的回应。在整个课程中，大家从练习、自我反思、不同的洞见和各种信息及学员们不同的描述之间的持续相互作用中学习。每名学员与教师的对话还可以提高个人练习和描述体验的能力。通过这种方式，所学的技能变得具有普适性。

例如，在练习结束后，一位女士分享道："我讨厌葡萄干，当我意识到我们要吃葡萄干时，我感到有点恶心和反感，但还是决定跟着做。我对葡萄干的味道感到惊讶，它并没有那么糟糕！"之后，教师可以简单地说："哦，事情并没有像你所预期的那样发展。"学员接着就会发现，期望和结果之间可能存在差异，对新的体验持开放的态度可能会影响接下来发生的事情。这与抑郁状态有着直接的关系，人们经常会认为这种情绪永远不会改变或只会变得更糟，并强调我们所寻找的就是我们所看到的。这种好奇心和知识通过学员的经验体现出来，允许他们在下一次情绪低落时与之建立一种完全不同的关系。

团体过程

团体学习是 MBCT 课程的一个组成部分，与个人练习相互作用。例如，当学员们讨论葡萄干时，这有助于学习一种强调描述而非分析式的通用语言。教师的教学目标是有数名学员做出回应，收集尽可能多的描述感官体验的形容词。在讨论的过程中，教师要确保所有的体验都包括在内，无论这些体验是否令人愉悦。这让学员理解各种体验都是正常的、值得关注的，并且讨论它们是安全的。

教师从学员的讨论中引出吃葡萄干与预防抑郁和焦虑复发的相关性。这有助于学员理解接下来要进行的工作，并强化对坚持练习的承诺。学员的自我反思可能比教师的明确教导更能引起共鸣。

具身体现正念临在

在带领练习和随后的探询中，教师运用肢体语言，通过保持专注和开放的身体姿势，以及清晰、简洁和聚焦当下的语言具身体现正念临在。通过这些方式，教师表达了对非言语暗示和反应可能产生的潜在影响的理解。在引导和探询过程中，教师还体现出了好奇心、友善和初学者的态度等基础态度。教师对学员们在吃葡萄干练习中的体验体现出兴趣和好奇心，有助于他们围绕这种平凡而常见的体验塑造初学者的思维模式。教师在引导的同时具身体现了个人的正念练习，这从他吃葡萄干的体验中传达出来。

同样，探询是教师和学员之间进行的反思式对话，以帮助后者观察和描述体验的感官、认知、情绪和行为的组成部分。这是一个复杂和多层次的过程，既涉及具体的技能，也涉及具身体现正念临在。教师使用探询来支持学员反思吃葡萄干练习（以及未来所有的正念练习和认知训练），并将学习融入日常生活。

在对吃葡萄干练习进行探询时，教师从学员那里引出结论，并从尽可能多的学员那里搜集信息（横向探询），对所吃食物的特质的描述（如棕色、椭圆形、粗糙、重或轻、甜度、芳香）。相关的想法、回忆、挣扎和偏好（我喜欢这样，我不喜欢这样，我记得小时候妈妈会把那些红色的葡萄干放在我的午餐里）、情绪（如欲望、厌恶、惊讶）和行为冲动（如吃或不吃）在出现时会被着重指出。在这个练习之后的对话中，将这种饮食方式与我们的习惯性饮食模式进行比较和对照。

将这种饮食习惯与控制抑郁复发和焦虑状态联系起来至关重要，因为对学员来说，看到吃这种小小的干果和他们的心理痛苦之间的关系可能是一件很困难的事。事实上，如果没有巧妙地从团体中提炼出这一必要的联系，吃葡萄干练习可能看起来很荒谬。在整个 MBCT 课程中，具身体现正念临在和探询是密不可分的（我们将在第三部分详细讨论如何最佳地实现必要的正念临在以便成功地进行探询）。正如我们使用五大改变要素来阐释吃葡萄干练习一样，也可以用同样的方式看待其他正念练习和认知训练。

本章小结

运用 TRIP 和五大改变要素有助于教师掌握 MBCT 课程教学中一些固有变量，如教学要点、课务安排、时间管理和其他因素。教师需要持续保持专注并善巧地从学员那里引出关键教学要点或主题。启发而非灌输是教师需要培养的核心练习技能，以帮助学员优化体验学习。这需要教师花时间学习和掌握，并且需要教师信任这个过程。鉴于教师的工作具有潜在的巨大压力，使用 TRIP 并牢记五大改变要素可以提高保持开放和实现课程教学目标的能力。

第四章

正念认知疗法课程中的团体过程

MBCT 最常见的特征之一是它是在一个群体中进行的。当卡巴金开发正念减压疗法课程（MBSR），西格尔、威廉姆斯和蒂斯代尔开发 MBCT 时，他们认为团体的形式能提供一种性价比高的、强大的、具有支持性的学习环境。

虽然关于团体咨询和心理治疗有大量的文献，但是关于团体在 MBCT（或其他正念类课程）中的作用的研究或文字相对较少，尽管如此，就如一直在前面讨论的那样，我们把它看作重要的改变要素。这是因为团体成员一起协作，他们在大家的抑郁经历中找到共同点，并在教师的引导下，收获特定课程的教学要点。而且，正如佩杜拉（Pedulla，2017）所言，传统团体心理治疗的目标是学习如何更好地与他人相处，但在 MBCT 课程中，目标是更巧妙地与个人体验联系起来，这反过来又会影响个人与他人的关系。因此，MBCT 过程既是向内的，也是人际间的。

每个 MBCT 团体都是不同的，由不同性格和需求的学员及教师个人的优势、弱势和教学风格共同营造。MBSR 团体的人数有时多达 35 人，但考虑到抑郁人群的心理脆弱性，MBCT 团体的规模往往较小，一般有 12～18 人，尽管有关 MBCT 最佳团体规模的问题从未被正式研究过。教师将根据一些因素决定团体的规模，包括可用的设施、招募情况、筛选结果和本人的专业知识。教师营造一个安全的、充满支持性的学习环境，或者保持团体的氛围。在为期八周的 MBCT 课程中，随着团体的形成和发展，教师在关注整个团体及其成长轨迹的同时，要注意个别学员不断变化的需求。最重要的是，教师允许学员自我学习与成长，淡化传统的教育和培训技能形式，如说教式和高高在上的专家式；教师提倡学员从自身的正念练习体验中学习，并将其与普遍的痛苦体验相关联。

在本章中，我们将探讨关于团体学习过程和成长的一些关键理论，并将其嵌入 MBCT 中。这有助于教师理解这一强大而鲜为人知的改变要素，包括在以团体为基础的干预中起作用的治疗因素、对团体组成的考虑及团体的生命周期或成长阶段。我们将特别关注组建一个成功的 MBCT 团体所必要的方向和评估。然后，我们将探讨一些对 MBCT 教师来说重要的领导技能。在展开讨论的过程中，我们还将介绍教师必须面对的常见团体情况。

有效的团体治疗因素

亚隆和雷兹克兹（Yalom，Leszcz，2005）详细研究了任何专注于个人转变的团体体验的核心治疗因素。最初，他们提出了 11 个他们认为具有治疗作用的基本因素，随后的研究人员又添加了其他因素。其中与 MBCT 相关的一些关键因素如下。

- 灌输希望

- 普遍性

- 团体凝聚力

- 自我理解

- 对其他学员和教师的认同感

- 存在因素（人类共有的境遇）

- 宣泄

- 传授信息

- 引导

- 利他主义

下面我们将深入探讨这些因素。

灌输希望。作为一种治疗因素，灌输希望对将来的康复和治愈来说是一种鼓励。任何治疗干预的安慰剂效应都表明期望的作用有多强大。然而，患有抑郁症、焦虑症或饱受其他痛苦的学员来到一个新的团体，他们对这种新的模式可能对自己有帮助充满希望，但又持谨慎的态度。在先导课中，教师分享MBCT是什么、课程包括哪些内容、家庭练习，最后是支持MBCT有效性的相关科学研究。随着八周课程的展开，教师将通过课程大纲和具身体现自己的个人正念体验，展示对练习的态度，进一步帮助学员建立对团体过程有效性的信心。此外，在怀疑和挣扎的时候，学员会从其他同样在挣扎但坚持的团体成员那里寻求鼓励和希望。如果学员表达质疑、沮丧或怀疑，教师需要将这些想法和感受正常化，并鼓励他们保持当下并接纳这是学习过程的一部分。

普遍性。另一个重要的治疗因素是普遍性，即认识到我们会受苦，这是我们共同人性的一部分。因为许多患有抑郁症和其他心理疾病或慢性疾病的患者都要忍受孤立感，学员经常会分享与那些与自己有类似经历的人在一起是多么的自由，这并不罕见。对许多人来说，这是他们第一次分享自己的痛苦经历，并意识到自己并不孤单，他们的痛苦并不独特并由此获得解脱。

团体凝聚力。在包括MBCT在内的所有形式的团体治疗中，团体凝聚力是一个关键的治疗因素。正如亚隆和雷兹克兹（Yalom，Leszcz，2005）所言，"在团体治疗中，凝聚力类似个体治疗中的咨访关系"。尽管研究人员、治疗师、教师和学员很容易就意识到团体凝聚力的特性，但是很难对其进行定义和评估。团体凝聚力包含的要素有安全感、信任感、归属感、温暖、善解人意和接纳。需要注意的是，这不仅是学员和带领者之间的关系，也是学员和整个团体之间的关系。亚隆和雷兹克兹（Yalom，Leszcz，2005）将这种团结感称为"我们"或"团体精神"。在各种团体模式中，凝聚力是与积极结果、出勤率及完成度最密切相关的因素。在 MBCT 中，凝聚力的发展通常因为团体的共同经验和巧妙地应对痛苦的共同愿望发展起来，部分原因是教师促进了团体互动，具身体现了正念的基础态度。教师从课程初期就营造一种安全和包容的氛围，并在每周的课程中重申，这让凝聚力进一步得到了升华。其决定因素包括欢迎多元化，不论种族、文化、社会经济地位、性别和能力如何；对保密和界限的承诺；带着好奇心和善意开放地接纳所有的体验。

自我理解。自我理解是一种智慧，当学员被鼓励（在个人练习和上课中）反思和质疑自己在整个课程中的成长轨迹时，包括正念练习和认知训练，他们的智慧就会被激发出来。这是对个人行为模式的理解，以及对自我、他人和世界的看法，这也是抑郁、焦虑和苦恼的根源。从正念练习中获得的态度和方法的转变可以改变学员与困难之间的关系。面对普遍的痛苦、无常和体验的非个人化，自我理解来自学员学习回避和过度执着只会让痛苦更持久，在接纳痛苦后，痛苦就会减轻。学员在团体中分享个人的内在旅程，这很好地强化了彼此的成长，也在团体中得到了见证。

对其他学员和教师的认同感。在团体治疗中，认同感通常被称为"行为模仿"，即采用他人所展示的态度和方法，并从他人的成功和失败中学习的过程。

学员们从彼此身上懂得了冒险和脆弱会导致不符合自己期望的不同体验。从教师的具身体现中，学员看到了接纳、平静和慈悲心。

存在因素。在团体中存在因素源自对痛苦是普遍存在的认识；没有人可以逃避痛苦、疾病和衰老（最终是死亡）；生活有时是不公平和不公正的。我们只有认清这些现实，才能更诚实地面对生活，更忠于个人的价值。发现并意识到苦难并非源自自己的缺陷，而是因为生活本身充满挑战，这就是一种解脱。

宣泄。宣泄是目标导向和负责任的表达情绪的方式，无论积极的、消极的，还是中立的。在 MBCT 中，首先要学习识别和分析体验，将其分解为情绪、想法、身体感觉和行为或冲动等组成部分。随着课程的进展，学员会逐渐意识到当自己处于挣扎中时，哪些部分会明显地显现出来；建立了对痛苦的耐受度，并学会以愿意、允许和顺其自然的态度面对困难。同样，当其他同伴面临类似的挑战时，也会得到相应的支持。

传授信息。尽管在 MBCT 中大量的学习来自直接体验和反思，但是教师和其他团体成员传授的信息是不变的。教师开始讨论冥想的方法和克服障碍的方法，同时也会讨论抑郁、焦虑、烦恼和应对技巧的本质。教师尽可能地鼓励学员自我觉察和反思体验，而不是说教式地输出教学要点。当课程的目的是培养接纳和反思的立场时，教师往往更依赖讲课这种方式。因此，传授信息虽然是必要的，但是教师也应谨慎地做到平衡。

引导。另一个公认的治疗因素是引导。引导是指教师提供的支持、建议或帮助。尽管提供建议是许多团体干预的核心特征，但是这与 MBCT 的本质背道而驰。MBCT 教师当然会提供这样的支持，但课程的其中一个主题就是转向具有挑战性的心理和情绪状态。在这种情况下，教师满怀善意的建议对学员来说的确是一种拯救，但这也会加强学员的回避心理及对教师的依赖。教师尽可能地保持一种存在模式，而不是解决问题和提供安慰的行动模式。

重要的是要记住，教师有时的确需要提供支持和安慰；同样，也会有需要解决问题的时候。在大多数情况下，对在场的人来说，教师只需要表达慈悲的支持、自我友善和探索的好奇心就足够了。学员向其他团体成员提供建议或支持时也是如此，这通常被称为插话交谈。教师应温和地阻止这种行为，以树立欢迎所有体验的榜样，并鼓励学员根据自己的体验来分享。这将在先导课中直接讨论，并在必要时重新讨论。

利他主义。在其他治疗模式中，利他主义是通过学员之间互相的建议和安慰来表现的，但在 MBCT 中利他主义有所不同，尽管它同样重要。在正念类课程中，利他主义是通过群体成员接受个体的体验来表达的，而不需要改变学员本身的体验。利他主义表现在学员对彼此的友善，以及在课前、课后的互相支持。学员们互相了解，表现出兴趣、友善和关心，这便有其自身的治疗特性，特别对那些由于内向、孤立、以自我为中心而感到痛苦的学员。有趣的是，当研究人员询问接受传统团体治疗的学员对他们最有帮助的治疗因素时，引导和利他主义排在最不重要的位置（Yalom，Tinklenberg，& Giula，1970），这可能为在 MBCT 中弱化这些因素提供了证据。

团体的构成

如前所述，MBCT 最初是为有复发性、周期性抑郁症病史的人设计的，他们足够健康，可以学习预防抑郁复发的技能。随着时间的推移，MBCT 的适用范围已扩大到其他心理挑战，包括其他形式的抑郁和焦虑情绪，以及继发于身体疾病的心理困扰。尽管在社区中，团体治疗通常会被推荐给抑郁症患者或抑郁、焦虑人群，但是寻求 MBCT 的人群要多得多。重要的是要确保这个团体主要由那些被确诊为抑郁症的人组成。MBCT 主要关注抑郁症，这个范围很窄，因此，如果有人希望参加一门没有抑郁症病史的课程，他们可能会被推荐参加正念减压疗法课程，因为 MBSR 课程有一个更广泛的参考框架。

另一个日益重要的关于团体的问题是正念类课程的多样性。人们普遍认为，大多数 MBCT 和 MBSR 课程学员及大多数教师都是白人、中产阶级、女性和中年人，在西方的正念社区中，有色人种的数量明显不足（Magee，2016）。尽管在迄今为止规模最大的 MBCT 临床试验中（Kuyken et al.，2015），招募了 424 名学员，其中 99% 为白人，但是这方面的正式研究很少。缺乏多样性的原因尚不清楚，但可能包括课程供应的局限性、文化障碍及正念课程收费所带来的经济问题，这些问题使学员大多是白人、中产阶级、女性和中年人。

深入探讨多样性这一关键问题超出了本章的范畴。然而，作为正念教师，我们至少应该承认这是一个值得关注的问题。无论种族、民族、性别、性取向、年龄、身体能力及宗教，我们鼓励 MBCT 和其他正念类课程教师确保课程对所有人都是开放且安全的。当少数群体或边缘群体的学员出现在教室里时，教师应保持敏感，以确保所有人都有一个安全、包容和有文化素养的环境。正如麦基（Magee，2016）所言，"色盲"和假装当代正念超越种族是不够的。我们需要承认，在一个文明的卫生保健体系中，学员之间存在差异，而这种差异往往因特权和排斥而加剧。

团体的发展阶段或生命周期

了解团体的发展阶段，将帮助教师更好地掌握团体的进展，并感恩这个团体按照正常步伐从开始到结束。在塔克曼（Tuckman）的模型中（Tuckman & Jensen，1977），团体发展有几个显著的阶段——这里的"团体"被定义为"为共同目标聚集在一起的人，无论治疗性的还是任务导向的，有时间限制的还是开放式的"。这几个阶段分别是形成、风暴、规范和执行、离别。

- 形成，或者舞台设置，是指团体聚集在一起。
- 风暴，是团体发展不可避免的一个阶段，其特征是随着团体的需求和对改变的期望变得清晰，会出现矛盾、怀疑和抵抗等状况或情绪。
- 规范和执行是建立团体凝聚力和成员开始实现其目标的时候进行的。
- 离别是团体结束的阶段。

下面我们将详细讨论这几个阶段。

形成

在团体的这一发展阶段，主要工作是为了完成手头的任务。以 MBCT 为例，任务是学习冥想，以及理解认知和解读与情绪的关系。早期的团体行为往往反映出对带领者的依赖，因为团队成员不知道会发生什么，也不熟悉环境。他们也可能会试探边界，以了解在这个团体中什么是被期望的和被接纳的。

在 MBCT 中，边界和适当的安全规则是在先导课和最初几周课程中提出并建立起来的。考虑到团体的形成高度依赖团体开始之前所采取的步骤，下面我们将详细说明这个过程。

在 MBCT 团体中，有一个初步的评估面谈用来筛选潜在的学员，并引导他们了解课程包含的内容。有些教师在进行个别筛选的同时，还会进行团体先导课，或者向学员发放书面讲义，介绍课程的具体细节。这样做的目的是建立联系和学员对教师及整个课程模式的信心，确保 MBCT 和团体参与的适用性，讨论其中的风险和益处并创建知情同意书。课前的学员访谈和评估可以面对面进行，也可以通过电话进行，这让教师有机会了解潜在的学员，也有利于学员了解教师。教师应使用开放式的问题，如"什么原因驱使你参加这个课程"。教师试图找出学员现在参加课程的动机，并评估他们是否合适。

传统上，参加 MBCT 课程的禁忌包括严重的抑郁或焦虑、有自杀行为、滥用药物或酒精、有精神病和未解决的情绪失调或分离创伤史。就我们（作者）而言，我们认为 MBCT 并非没有风险。然而，我们倾向于认为这些禁忌是相对的，而不是绝对的，需要与学员展开讨论。

目前，有一些关于冥想的风险和带领正念类课程的相关禁忌的讨论（Dobkin，Irving，& Amar，2011，2017）。在相关行业中，普遍采用正念练习的做法遭到了一些抵制。其中一个例子是人们越来越关注冥想的潜在副作用。这对那些有未处理创伤的人尤其重要。其中一项著名的研究以回顾性的方法研究了长期冥想者和佛法老师（Lindahl et al.，2017），这项研究引起了人们对我们所从事领域的兴趣，尽管它针对的是长期冥想者，这些人接触的冥想比我们的学员要多得多，并且这项研究还处于初始阶段。因此，目前下结论还为时过早。

例如，处于抑郁发作期的人，其精力和注意力可能有限，其中一个风险就是他上课或在家练习的动力不足。然而，在讨论中，可以清楚地看到他很积极，并且有适当的策略来确保出勤，如支持他的伴侣会开车送他去上课并提醒他做家庭练习。再加上有研究显示：MBCT 对严重抑郁症患者也有好处（Eisendrat et al.，2016），参加这样的团体或许是被允许的。对那些过去或现在有自杀念头的人，则可能需要更急性的治疗而不是 MBCT。如果学员有临床护理、社会支持和保护因素，自身积极性也很高，而且教师就 MBCT 如何适用有自杀风险的学员进行适当调整（Williams，Fennell，Barnhofer，Crane，& Silverton，2017），并且有这方面的临床经验，就可以允许这样的学员参加。

同样，药物滥用或酗酒也是个问题。除了酒精是一种抑制剂并可能引发焦虑外，频繁使用或戒断任何类似的娱乐性物质，都可能对坚持 MBCT 课程产生影响。此外，任何醉酒的行为都会对团体造成破坏。出于这个原因，许多教师会要求学员在参加 MBCT 课程之前尝试戒酒一段时间。然而，我们的经验是，只要学员动机强，愿意制定策略来控制饮酒，并承诺不在喝醉的状态下来上课，也不一定非要求他们戒酒。如果在课前评估中，学员透露自己目前正在吸毒或酗酒，则需要进一步询问以确定其中的风险。可以理解的是，精神疾病发作也会限制个体对课程内容的理解，并可能给团体带来破坏性行为，妨碍其他学员的体验。然而，在精神疾病处于平稳期或只有些残留症状时，对学员本人和团体来说，参与这门课程都可能成为一种成功的经验。

未经治疗的创伤是最后一个常见的禁忌，因为人们担心冥想体验会引发精神解离或极度的情绪失调，这会给其他学员带来极大的伤害。同样，我们的方法是与这些潜在的学员就风险进行坦诚的对话。如果能够明显看出这名学员的动机很强，此前也接受过心理治疗，学会了管理不稳定情绪的方法，并且在症状复发时有心理治疗师帮助他，那么就可以允许他参加课程。如果学员出现与创伤相关的症状，可以建议他在此时做一个特定的"着陆"练习，并告知

MBCT 带领者正在发生的事情，以便教师对课程中的一些练习进行改编，并重新评估团体治疗的适用性。此外，教师应具有与这类人群打交道的临床专业经验。有趣的是，前文提到了一项关于 MBCT 的大型试验（Kuyken et al.，2016），在这项试验中，有童年逆境经历的人在预防抑郁症复发方面往往比没有经历过创伤的人做得更好，尽管大家对这一点还没有清晰的认知。

总体来说，考虑到这些相关的禁忌，以及其他有关参加这门课程的问题，我们的方法如下。

- 公开 MBCT 的风险和益处。

- 告知任何学员，无论其基本心理健康状况如何，都有可能在正念冥想过程中出现症状恶化的情况，如有问题，应及时通知教师。

- 强调出勤和家庭练习的重要性，并确保学员的身心健康状况或当前的生活状况不会对他们学习课程产生影响（如果有担忧，确定是否有足够的动机和切实可行的策略来弥补）。

- 建议学员在没有医务人员建议的情况下，不要考虑在团体课程期间改变用药，如有改变，请及时通知教师。

- 强调如果遇到了无法克服的问题，可以考虑换个时间重新参加 MBCT 课程。

- 确保学员签订参加 MBCT 课程的知情同意书，让学员了解有其他可用的治疗方法，并承认任何正念练习都存在让心理和身体健康情况恶化的潜在风险。

- 建立保密性及一些限制（如意图伤害自己或他人）。

如前所述，除了考虑如何让 MBCT 更适合团体之外，团体的形成还需要了解 MBCT 的组成及学员的参与情况。这是在课前访谈和先导课中完成的，并在第一周课程中重申，要点包括：

- MBCT 是什么，可能包括一些关于 MBCT 的历史、理论、机制、目前的科研成果等；

- 讨论正念和这些练习，以及它如何有助于减少抑郁复发、心理困扰并缓解焦虑和抑郁；

- 正念的基础态度——尤其是"不挣扎"，因为所有的学员都想从痛苦中解脱出来，但对结果的过分执着破坏了我们正在练习的存在模式；

- 每周上课和完成家庭练习的重要性；

- 课程的后勤安排（上课日期、时间、缺课、退学、如何与教师联系）和其他具体的安排；

- 接受 MBCT 的挑战（如怀疑、不"接受"、暂时出现了更糟的感觉、退出课程的风险等）；

- 团体参与的关键要素包括：（1）保密的重要性及其限制；（2）自愿参与团体讨论；（3）带着尊重去聆听和发言；（4）不鼓励打断插话交谈，让所有学员都有自己的体验。

风暴

风暴——团队发展的下一个阶段，也是一个不可避免的阶段——可能表现为与练习、课程材料、其他团体学员或教师之间的矛盾等。在学员身上，这可能表现为内部或外部表达的矛盾、怀疑或反叛、缺课等行为，或者其他形式的阻抗。通常在团体治疗中，风暴的焦点通常是团体成员之间或学员与教师之间的人际冲突。虽然在 MBCT 中这肯定会发生且需要管理，但是通常这些冲突是个人化的，集中在与冥想练习的困难、对其有效性的怀疑及在家练习的障碍有关的挑战，这是贯穿整个课程且需要反复讨论的一个主题，但在第二周和第三周课程中尤其突出，可能会导致挫败感、沮丧和脱落。

在传统的禅修中，个人内心的挣扎被描述为"五盖"；而在 MBCT 中，则被称为障碍或阻碍。这五个障碍包括"烦躁不安"（难以集中注意力和静止不动、注意力习惯性移动，以及心理或身体上的躁动）、"懒惰和麻木"（嗜睡、懒散、缺乏精力或动力）、"怀疑"（自我怀疑，表现为"我做不好这件事"；在上课过程中的怀疑，如"MBCT 不适合我"；还有对教师的怀疑，如"这名老师无法理解我"）、"渴望"（渴望冥想结束、渴望摆脱痛苦或渴望事情与现在有所不同），以及"厌恶"（不喜欢、拒绝、回避、憎恨或无聊感）。教师应对这些障碍的方法是，记住学员遇到这些挑战是正常的、意料之中的。最主要的是在课程中及回顾家庭练习的探询中，向学员强调遇到这些挑战很正常，无须给出建议、试图解决问题或安慰，可以示范如何以善意、接纳和耐心来应对这些挑战，并在需要时采取行动。这可能类似于询问还有谁在家庭练习中遇到了挑战一样简单，暗示这是成长的正常阶段，需要大家去探索。

重要的是教师需要认识到，当一名学员表现出挣扎时，可能不仅仅是"障碍或阻碍"，而是意料之中的。由于各种原因，这名学员可能不适合这个团体，如这名学员生气了、情绪失调或极度社交焦虑。同样值得注意的是，学员有时可能会对教师说的某些内容有意见，或者他们可能不喜欢录音、家庭练习或课程的其他方面。重要的是教师不应该将这些批评个人化，而应该保持好奇心和接纳的态度，就像在带领团体中遇到的任何情况一样。这当然不包括辱骂、虐待或将教师、其他学员置于危险之中。

规范和执行

在团体发展的这一阶段，凝聚力是通过教师巧妙地回应风暴阶段建立起来的，并且伴随着学员对这种模式的社会化。在这个过程中，学员对教师的信任会随着对团体的归属感而建立起来。这同时发生在个人练习中，因为自信建立在专注于当下和学会应对挑战的方法之上。随着对正念产生体验性的理解，学员开始进入执行阶段。有的团体更专注于寻找问题的解决方案或以完成课程任务为导向，那么这一阶段就与这样的团体更相关。对 MBCT 课程来说，这一阶段是"规范"的延续，并在形成规范的基础上增强了凝聚力。个人练习更加深入并形成一种节奏，学员开始将自己的洞见应用于日常生活的挣扎、情绪波动及团体之外的人际关系中。此时教师再往后退一步，让学员从自己的练习中自我学习与成长，在团体分享个人练习心得、与日常生活的关联性，以及如何把练习融入生活。在下面的例子中，大家讨论的是家庭练习。

教师：谁有机会进行练习？

学员 1：我没有机会做正式的练习，但我记得当我被孩子们气得喘不过气来时要深呼吸。

学员 2：我能理解。这周我每天都要工作到很晚，但我发现自己在进行 3 分钟呼吸空间练习。这对我真的很有帮助。

学员 3：这周我也发现很难进行练习，但当我开始对自己感到沮丧时，我告诉自己这只是一个想法。

教师：所以，尽可能多地进行练习。

离别

最后一个阶段是离别，有些人认为这个阶段是含泪离别。任何一个团体都会经历在结束时感受到分离焦虑、悲伤，以及对教师和其他团体成员的强烈感情。MBCT 课程也一样。MBCT 教师的作用是在第七周课程中提醒学员课程即将结束，并在第八周课程中带领学员反思所学到的经验和教训，为团体课程结束后的生活做准备，包括继续练习，以及当心理困扰再次出现时如何应用所学到的策略。教师可能会把结束说成新的开始。最后，以毕业仪式结束课程。

当团体课程结束时，我们常常会看到许多人希望继续下去。这时，教师可以创建电子邮件联系方式列表、组织社交聚会，让大家自发组织由同伴带领的正念练习。根据我们的经验，虽然这些团体的意图是真诚的，但除非教师本人组织和有体系地带领，否则这些团体通常会逐渐消失。尽管如此，它们仍然是有帮助的，学员对这类组织的愿望反映了 MBCT 团体可以变得多么治愈和亲密。

MBCT 教师如何在这些阶段保持一种团体学习氛围，同时又让其中的治疗因素起作用，以帮助学员加强和稳定自身的正念注意力，并面对生活中的困难和挑战？ 在下一节中，我们将介绍一些特殊技能，帮助教师将这些知识应用到教学中。

团体教学技巧

有许多方法可以考虑教师在带领 MBCT 团体的作用及履行这一角色所需的技能。我们认为，教师首先是一个向导，这意味着他是课程的带领者，是通过回应学员的需求指明道路的领导者；然后利用课程的架构，将正念作为一个平台探索团体可能会面临的困难；最后，保持团队的稳定至关重要。

我们总结了 8 个与带领团体相关的关键教学技能。

1. 传达群体准则和规范（如上所述）。目的是为学员创造一种安全的文化，让他们敢于冒险，在学习中成长。

2. 为个人和团体保持适当的边界。这些边界将 MBCT 团体与传统治疗或支持性团体区分开来，强调对当下体验的关注。一个关键的边界是明确教师的职责范围，以及在八周课程期间和课程结束后是否提供服务。

3. 管理团体所经历的所有阶段，从介绍并组建团体，到团体发展和结束，随着八周课程的展开，紧扣每周课程的流程（关于 TRIP 的知识在这里会很有用）。

4. 作为带领者保持权威感。这与麦康纳（McCown，2016）关于共同创建团体、正念教师作为团体成员与其他人平等并担负额外责任的理想相反。虽然 MBCT 教师会尽量不把自己的行为或观点强加于他人，但是根据定义，他仍然是团体成员寻求方向和引导的领导者。正念教师通常也是一位具有专业背景的临床工作者，因此担负专业规定的相关责任。关键在于，教师并非只是空口说自己是带领者来展现权威性，而是要以向导的身份领导团体，负责引导团体根据流程完成课程、练习和探询，给学员空间进行自我探索并得出个人见解。

5. 尽可能从学员的分享中提取关键教学要点。这意味着，随着时间的推移，教师渴望在探询和团体讨论中保持沉默，让学员主动自我发现、自我学习和成长。

6.关注团体的活力、参与度和情绪基调；根据需要延长或缩短练习和探询的时间，调整流程，或者根据需要重新讨论之前的某个主题。课程大纲只是一个指引文件，不要过度依赖它，可以根据实际需求和团体练习中出现的情况做出调整。

7.在带领正念练习时，教师与个别学员互动的同时保持对其他学员的关注。此外，教师也要保持对自我练习的关注。

8.具身体现正念及正念的基础态度，这有助于学员在安全的氛围中冒险、与体验建立新的关系，从而深化个人练习。

本章小结

团体是 MBCT 及其他正念类课程促进实际改变的重要因素。理解团体发展的过程，有助于教师提高带领 MBCT 课程的能力。同样，这也会提高团体成员自我成长的能力，并增强个人和团体的自主性。在本章中，我们已经强调了一些重要的团体动力学的内容。团体大于部分的总和（1+1>2）。教师是带领者，通过对经验的反思而非说教式地传递信息来促进团体自我学习。教师亲自参与个人和团体练习，以掌握整个团体的学习氛围。教师通过了解团体治疗的核心因素、组成部分、发展阶段及相关的教学技巧，从而支持每名学员顺利完成 MBCT 旅程。

第五章

教学能力、技巧和挑战

正如我们之前提到的，房间里的这名教师正是改变的推动者，他会对学员的学习进程产生影响。MBCT 的学习是建立在对体验的组成部分（想法、情绪、身体感觉和行为）的解构上。此外，学员形成对内部体验和环境之间互动的认识，并认识到注意力被习惯性地带走（自动导航）是正常的。认识到这一点，便可以让注意力更加稳定，使学员能够培养出与体验之间不同的关系，无论想要的体验还是不想要的体验。这种学习主要通过体验和反思的过程获得。这就要求教师除了具身体现正念并充分了解课程框架之外，还要理解上述内容，并运用一系列明确的能力和技巧鼓励学员发展出这些特质。此外，正念教学要求教师意识到会有哪些常见的挑战，并对自己的持续发展持开放的态度，意识到自己的教学优势和局限性，以及如何与之合作。

"技巧"和"能力"这两个词通常可以互换使用，但实际上它们反映了与学习过程及其表达方式有关的不同想法。"能力"一词有多种定义，我们对它的定义是做好一件事的能力。教师的能力取决于几个因素：丰富的理论知识，技术和认知能力，关键态度，有能力（或采取行动）提高绩效质量和做出改进。所有这些都与 MBCT 课程和其他正念类课程的教学有关。在本章中，我们将探讨如何获得这些教学技能，因为这有助于提高能力，以及无论多么有经验的教师都可能会犯的一些错误。通过意识到这些变量，我们致力于持续的个人成长、专业成长和学习。

体验学习

如何才能发展出带领 MBCT 课程能力的基石？我们建议使用体验学习理论的概念模型来描述和讨论 MBCT 课程教学所需的技巧、能力及如何获得。正如第二章所介绍的，在库伯（Kolb，2014）的成人体验学习模型中，学习是"通过体验的转化来获取知识的过程"。它适用于成人教育、工作场所和个人发展。库伯的成人学习模型是基于科特·乐温（Kurt Lewin）的体验学习模型（Kolb & Fry，1975），它将学习、变化和成长视为一个循环过程。在这个简单的学习模型中，一个具体的体验之后是反思的过程。从这些反思中产生新的想法或理论，然后在实践中进行试验，从而产生更多的体验。这与传统的教育模式不同，后者依赖信息的单向传递，学生是"白板"或"白纸"，等待教师来填充知识。

在将乐温的循环模型应用到个人学习的过程中，库伯将四个阶段称为具体体验、反思性观察、抽象概念的形成与概括、在新情境中检验概念的含义。在最简单的形式中，一个体验是通过问题来处理的：刚刚发生了什么？具体是怎样的？现在是怎样的？基于这一理论，库伯认为，无论对自我还是对整个世界，人们都有旧的认知和理解，但人与环境之间在不断地产生相互作用，因此会不断产生新的不确定的认知和想法，而学习是减少这种认知差距的一种方式。他认为这种学习模式是整体的、迭代的，包括创造力、问题解决、决策、绩效和发展（Kolb，2014）。最后，正如库伯所描述的那样，学习是一个持续的过程，在这个过程中，在新情境中检验概念的含义会带来新的具体体验，不断深化学习。这是一种建设性的方式，可以观察学员如何在 MBCT 和其他正念类课程中学习，教师如何提供支持，以及教师是如何学习教学的。

在此，我们借鉴了库伯的循环模型并做了改编，如图 5-1 所示。具体体验变成带领体验（通过引导冥想、认知训练和探询促进体验），反思性观察变成带领反思性觉察（及描述体验），抽象概念的形成和概括变成带领抽象化概念（及概括体验），而在新情境中检验概念的含义变成带领展开行动实验（及学会应用）。在此基础上，我们增加了营造并维持 MBCT 课堂的学习氛围，并将它作为另外一个关键能力以支持其他能力的提升。正如库伯最初提出的学习循环一样，我们的适应过程是单向的。我们意识到这一学习过程是简单化的，而没有考虑其复杂性。最后，学会成为一名 MBCT 课程带领者的核心是"具身体现正念临在"。根据上述对能力的定义，教师需要在每个领域发展出必要的基础知识、能力、行为、态度和相关技能。

我们将从第一个关键能力开始，即营造并维持学习氛围。

营造并维持学习氛围

第一个要培养的能力是以一种有意识的方式创建一个涵容的学习空间，以促进这种体验学习。其中包括许多后勤工作，从组织到运营，从市场宣传到物理空间，还包括招募、筛选合适的人来参加，并举办先导课，使学员在 MBCT 课程中保持适当的人际互动（见第四章相关内容）。这里的一个关键因素是为个人和团体学习创造一个安全和被接纳的空间，以便讨论保密性、隐私、知情同意、自我照顾及自愿参与等，还包括正念的基础态度。

在先导课中，可以这样介绍体验学习的过程和背景：与其他课程形式不同的是，我们会先进行练习，然后再展开讨论。在整个课程中，每次课程都以练习开始，这强化了这种模式。

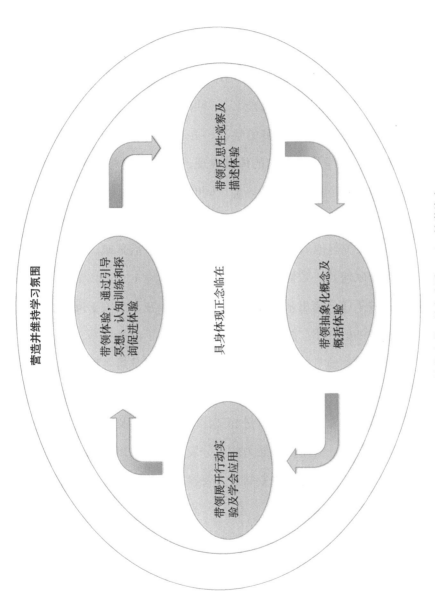

图 5-1　从体验学习的角度看 MBCT 教学能力

创造好学习空间后，必须注意需要在整个八周课程内保持有利于体验学习的环境。对 MBCT 课程带领者来说，维持学习氛围的必要技能取决于是否具备有效的沟通技巧及基本的咨询技术。克兰等人（Crane et al., 2012b）在"基于正念的干预：教学评估标准"（MBI: TAC）中称其为关系技能，并详细说明了其关键特征：（1）"真实性和效能"，一种传达真诚、诚实和自信的方式；（2）"联结和接纳"，积极关注学员的情况，并在回答中表现出共情的能力；（3）"慈悲和温暖"，对学员和他们的体验表现出敏感、欣赏和温暖；（4）"好奇心和尊重"，表达出对学员体验的兴趣，同时尊重界限、情绪上的脆弱及保护隐私的需求；（5）"相互性"，与学员是合作的关系。这些关系技能反映了罗杰斯（Rogers, 1942）与他人之间展开咨询的条件，包括真诚、无条件的积极关注、共情、治疗联盟及一致性。

我们基于各种条件总结出来的许多具体的技能，在下文关于反思性倾听和其他章节中都有详细的介绍。除此之外，我们还加上了沟通技巧，包括讲解清晰、声音洪亮、能温和地打断、恰当地使用静默等，以及对各种文化具有一定的敏感性，即在这个越来越多元化的社会中，需要意识到并尊重不同的种族、民族、宗教、语言、能力、年龄、身份和文化的差异，以及这些因素如何影响习俗、信仰和个人行为。支持这些能力的充分发展所需的知识包括：教师对课程大纲及其理论前提的理解——改变的五大要素和主题、原理、意图及练习技巧——及具身体现正念的能力。

陷阱和挑战可能会出现在未能关注到一些后勤工作，如招募学员、物理空间、提供的课程资料等，也可能由于在超出了教师本人能力范围的人群中开展课程，或者对潜在学员的筛选不够，让并不适合 MBCT 的学员参与进来。此外，在先导课中没有提供足够的信息，如没有对学员提出明确的期望和团体互动的准则，这也可能导致一些学员中途退出及造成其他后果。例如，教师鼓励而非强迫学员积极参与互动，那么这一挑战可能会出现在教师"挑选"一名安静的学员发言并分享其上课的体验，特别当团体成员都很"慢热"时。重要的是，教师如果最初制定了自愿参与的原则，那么就要前后保持一致。

一般来说，正念减压疗法课程的师资培训可以面向非临床工作人员进而成为带领者，但 MBCT 基本上是为临床工作人员提供的，通常是在医疗系统内进行。因此，大多数教师都是具有心理健康工作经验的临床工作者。若非如此，缺乏对保密性、知情同意、界限、情绪危机管理和图表资料保存等问题的培训和理解，可能会给教师带来道德、临床或法律方面的问题。

通过引导冥想、认知训练和探询促进体验

第二个能力是引导冥想和认知训练，在探询中尽可能地引导学员提供具体和直接的体验。教师的技能始于培养学员初学者的态度、开放性，放下偏见和期望，以允许新体验的展开。这一能力部分体现在每次练习的设置、训练和随后的探询中，部分体现在教师的具身体现：是否使用清晰的邀请性、现在进行时的语言及引导中的静默，还有恰当的节奏。教师必须确保使用适合的语言来引导和加强学员对体验的关注（而不是说教或告诉学员体验应该如何）。引导中的另一个重要技巧是尽量少用人称代词和特定代词，以减少体验认同并强调体验并非个人化的，所以教师应引导大家注意"呼吸"，而不是"你的呼吸"。有趣的是，许多研究表明，在抑郁症和焦虑症患者的语言中，人称代词的使用

更为普遍（Brockmeyer et al., 2015），这可能表明他们更倾向于将体验个人化。下面的例子是 MBCT 第三周课程（"集中散乱的心"）中的正念运动练习，展示了教师运用其中的一些技能。

> 教师：我们将进入一个有意识的、轻柔的正念伸展练习，所以请大家在地板上铺上垫子（教师暂停，大家按照这些引导去做）。现在，保持站立的姿势，双脚分开与臀部同宽，膝盖微微弯曲，把意识带到站立时留意到的身体感觉上。或许你会留意到即使在静止状态下，身体也有轻微的摇摆或起伏，或者有其他感觉出现。

在这里，教师以简洁的介绍开始带领练习。教师与学员一起练习，以更好地具身体现。

> 教师：我们正在为这个练习设定一个意图，把运动中的身体作为注意力的锚点。记住，与普通的锻炼身体不同，我们不是为了追求身体的柔韧性、力量或为了身体健康，而是在运动中觉察身体感觉。练习的关键是了解自己身体的限制并在此范围内活动。我们只在感觉正确的情况下伸展身体，甚至可以想象某个特定的动作，而非真的去做，以避免身体受到伤害或带来疼痛。懂得在自己的身体极限内活动是一种自我照顾的行为，同时也可以留意自己的一些习惯性思维模式，包括过度用力或与他人比较。

作为教学重点的一部分，教师强调了练习的意图、自我照顾和不评判的态度。

教师：在吸气时，慢慢地抬起双臂，直到与地面平行，在这里保持一会儿，正常呼吸。随着下一次吸气，继续有意识地抬起双臂，直到举过头顶，双手掌心相对，在这里保持呼吸……感受做这个动作给肌肉和关节带来的紧张感，保持继续伸展。让呼吸保持自己的节奏进行，双手向上伸展，然后伸直一只手臂，就像要从高高的树枝上摘水果一样，然后是另一只手臂……留意在做这个伸展动作时身体产生的任何感觉，并关注注意力是何时被想法或室内的声音带走的……随着呼气，慢慢地将双臂放下来，留意当下的任何感觉，也许你会留意到双臂移动时空气流动的感觉。

教师使用邀请性的语言和现在进行时的语态鼓励学员停留在当下，并保持一定的静默，让学员自己体验练习，并提醒他们将注意力带回到主要的关注对象上，在这个练习中是关注身体。正念伸展练习以这种方式继续进行，身体做出一系列的姿势，用运动中的身体作为注意力的锚点，这也是通往非正式正念练习的桥梁。

在引导的过程中，常见的错误包括：在开始前对练习及其目的做太多的解释，照本宣科，节奏紊乱，不使用邀请性的现在进行时语言，说话声音太轻，没有留出足够的静默时间，使用不同于自己正常说话时的"冥想化"语调。教师应当以自己的伸展练习来引导，同时监督学员的练习也很重要。如果带领者在练习中过于投入，其声音可能就会变得很轻，或者没有注意到学员正在饱受煎熬。如果带领者没有投入练习，就会在自动导航的状态中引导，听起来就会有些不真实。

最大的挑战可能是引导语中包含了太多的指向性词语，教师过度关注自己的语言和声音，不管因为紧张还是想要对学员讲清楚，或者只是为了自己高兴。所有的引导语都需要保持一段静默时间，让学员自己体验练习，这样他们才会体验到不同的感觉，包括具有挑战性的感觉。总的来说，随着课程的进展，教师在引导语中会加入更多的静默时间。

最后一个挑战可能发生在练习结束时。这应该在教师深思熟虑后明确地表述出来：练习即将过渡到结束阶段。通常，实习带领者会说："睁开眼睛，回到房间"，这既不准确也不真实（学员并没有离开房间），可能是教师不理解过渡是练习的重要组成部分，或者处于自动导航状态，并没有意识到自己在说什么。相反，教师可以说："一会儿，我们就要结束这个练习了，睁开眼睛或扩大视线范围，花一点时间观察房间周围的环境。"

带领反思性觉察及描述体验

如前所述，作为任何正念练习或认知训练的组成部分，MBCT 教师会在探询中带领反思性对话以促进学员反思。这也为学员展开自我探索拉开序幕。探询与库伯的体验学习模型的第二个阶段（反思性观察）相一致。在冥想中学会从观察者的立场觉察，就能逐步展开这个过程。鼓励学员留意并觉察，拆解自己的练习体验并进行反思，用语言描述这种体验，而不是迷失或沉浸在对体验的分析或自己的想法、结论中。作为练习带领的一部分，教师要示范以一种充满好奇的态度去探索，表达对直接体验及将其描述出来的重视，这对发展"去中心化"的技能至关重要。

在探询中，教师和学员之间展开的对话就是反思性观察，从一个概括性的问题开始，如"你留意到了什么"或"在这个练习中有什么地方让你印象深刻"。最初的探询是以横向方式进行的（从尽可能多的学员那里收集意见，追求广度而非深度），以加强和提高反思的技能，即使那些没有参与对话的学员也能从中受益。随着课程的展开，当一名学员遇到困难时，教师会向该学员提出更多的问题，以支持其继续回顾体验，并进行连续追踪（纵向探询）。在这个过程中，学员学会使用更多的词语来形容体验，将个人内在的体验解析为躯体感受和知觉（身体感觉）、认知（想法、记忆和心理活动）、情感（情绪和感受）和行为（行动及采取行为的冲动）。因此，反思性觉察需要教师帮助学员发展出一项技能，即时刻注意、保持、追踪并用语言形容每时每刻的体验。为此，教师需要确保探询与这些意图相一致。

不管专业的还是业余的，任何助人关系的核心特征都是必须采用"反思性倾听"，这是关注和回应说话者分享的内容的过程，这源于人本主义心理学家卡尔·罗杰斯（Carl Rogers，1942）。反思性倾听是一个帮助倾听者理解对方所说内容而不做预设的过程，同时让说话者感受到自己被倾听（Katz & McNulty，1994）。此外，这种方式有助于说话者澄清自己正在说什么，更好地理解交流的内容和情绪，并制定行动方案。在正念类课程中，这种方式有助于学员将直接体验与叙述区分开来，并将这一体验拆解为身体感觉、想法、情绪和行为等几个部分。

作为一项正念技能，反思性倾听使教师更好地与学员展开交流。首先，关注学员的肢体语言（包括眼神接触、身体姿势等），然后专注于对方所说的内容（而不是忙于思考如何回应），无论言语的还是非言语的。这可能包括明智地使用积极的言语线索（如"嗯哼""我明白了""好的"）或微妙的身体姿势（如点头）表明你在听，尽管教师的回应很有限，但对发言的学员来说，无论他们分享的内容是什么，教师的这些简单的言语和身体姿势都在传达一种中立的态度和接纳。

其次，懂得"适时做出回应"，可能包括澄清问题、强调所说的内容、重新回到正题、将一些现象正常化、总结及感谢。教师可以向学员征求"澄清问题"，以确保自己理解他们所分享的内容并避免做出预设，同时表现出好奇心。作为其中一部分，教师可能需要询问学员在使用某个特定的词汇（如不安、好、有效）时具体是什么意思。此外，教师还需要向学员确认某个特定的体验是什么时候发生的，以确保在反思时这也是体验的一部分，而不是一个想法、见解、对某件事的个人解读或对遥远的过去发生的事情的记忆。

教师对学员的回应可能包括重复强调对方所说的内容要点或基本内容，或者教师用自己的语言巧妙地重新表述，同时避免听起来像鹦鹉学舌。通常情况下，这些回应的前面会有一个限定语句，如"如果我没听错的话……"或"听起来是你在说……"，以避免变成个人假设或模仿学员说话。这样的简单反馈可以确保学员感到被倾听、被理解，突出整个学习过程，并加强个人和团体反思、连续追踪并描述体验的各个组成部分的能力。有一种倾向是过度使用反馈作为默认回应，而不是确定当时需要的是什么或课程中的学员哪些地方更重要。

另外一种回应方式是，MBCT 教师有时会"重新定义"此前已经说过的内容，从我们都可能陷入的无关的故事中提炼出直接经验。有时候，这可能需要温柔地打断。重新定义将强调学员正在提出的、他或团体中的其他人可能当时没有留意到的重要教学要点。有时候，这包括把学员分享的实际体验拆解为身体感觉、想法和情绪，以传达 MBCT 课程中使用的体验语言。

通常情况下，当学员分享在冥想中遇到的挑战时，教师需要把这样的体验正常化，这种挑战通常表现为自我评判。这里的重点是，不要明确地向学员保证"不用担心"来提供安慰。相反，在沟通过程中，教师可能会说类似这样的话："这很正常，冥想中有时会发生这种情况，然后发生了什么？"或者在听到一些学员的分享后，教师偶尔面向所有人说："还有其他人也很挣扎吗？"当许多人举手时，教师可能会说："嗯，我想这是一种很常见的体验。"通过这种方式，教师体现了平和性，对所有学员的回答一视同仁，无论他们描述的是快乐的还是具有挑战性的体验。

教师简要地进行总结，并在适当的时候巧妙地强调与正念练习或课程主题相关的关键学习要点，特别是从学员们的分享中引申出来的。有时候，如果学员的分享已经很清楚了，就不需要总结，也不需要说什么。最后，以感谢学员的贡献结束本周课程。

下面以静坐练习后的探询为例说明在静坐练习中，如何引导学员安全地与具有挑战性的身体感觉相处。

教师：我很想听听大家在这次冥想中的体验（表达了好奇心和对冥想体验的关注）。

学员：我很难保持静止不动，我的腿和我的心都在乱动。

教师：那么，在冥想过程中，身体和心情都很不稳定？

教师用简单反馈巧妙地将学员的反馈转换成了一个问题。

学员：是的。正如我所说的，我的腿一直在跳动，而且很疼。最近我又开始健身了，因为我的心理治疗师说这对我的抑郁症有帮助。我想这是好事，但对我的身体来说这真的很困难。我记得有一次在隔了很长时间后去健身，那次锻炼得时间太长了，结果受了重伤。

教师：所以，你的腿很疼，它一直在动，然后你产生了一个想法来解释这一现象，那就是你又开始健身了。这个想法是在静坐的时候出现的，还是在静坐结束之后出现的？

在这里，教师把学员带回到体验中，反馈哪些体验是身体层面的，哪些是认知层面的，并随之展开探索。

学员：我猜是在静坐的时候出现的。你觉得如果我以不同的方式静坐会有帮助吗？

教师：我不确定，也许你可以尝试一下。回到今天的体验上，听起来你对身体和头脑中发生的事情已经有了觉察，谢谢你。其他人呢？你们留意到了什么？

在这里，教师没有偏离主题转而讨论坐姿，而是回到了反思上。教师以简短的、鼓励性的方式进行总结，同时强调了觉察及把体验去个人化的价值。

在课程的初始阶段，教师从"你留意到了什么"这样的问题转向要求进一步思考的问题，如"这种使用注意力的方式与平时有什么不同"，这有助于引导学员将正念的方式与平时习惯性的方式形成对比，使这种带着觉察的使用注意方式更加突出。在这里，教师采用了与上述相同的倾听技巧，尽管不需要重新陈述，以便让回应自己说话并成为团体的教学要点。有时候，教师有必要做出澄清，特别是当学员分享的内容是模糊的，可能只理解了部分内容或教师意识到学员对所说的内容做出了预设。

正如在第八章（在探询中进行反思式对话）中详细描述的那样，在带领完前几周的课程后，教师就不再问这种比较性的问题了，而是将重点放在追踪学员层层展开的体验上。通过询问诸如"然后发生了什么""然后呢"，学员的体验被进一步剖析，突出体验的不同组成部分是如何流动和相互影响的。例如，在坐着练习时，腿部轻微疼痛的感觉可能会带来这样的想法"如果腿越来越疼，我就坚持不下去了"，这又会带来担忧，在身体上表现为呼吸急促，然后得出结论"我不会冥想"。教师追踪这些体验，从身体感觉到想法、情绪，然后再回到身体上，进而带来更多的想法，这能够帮助学员觉察从触发到行为结束或引发情绪的整个过程。这适用于有抑郁症病史的人，一个微不足道的消极想法就可能让这类人失去控制，导致他们的情绪螺旋式下降。追踪也可以帮助学员看到自己的习惯性倾向，即更加关注那些支持当下情绪（通常是消极情绪）的观点，而不是那些与当下情绪不一致的观点。

教师在带领反思时可能会走入的误区基本上都是由于觉得自己被委以重任。教师往往说得太多，探询得太多，教得太多（通过说教或解释），表演得太多（通过开玩笑、诗歌或自我吐露心声），或者过度努力以确保讲完了教学要点或学员能听到。无论引导语还是探询，少即是多（或者像有人说的那样："不要只是埋头苦干，站在那里就好"）。在带领学员反思的过程中，教师的主要作用是倾听，并明智地使用反馈和重新陈述来提高学习效果。教师必须对学员"得到点什么"的需求轻描淡写，允许学员引领对话的展开，让学员以自己的节奏学习。还有一个误区是，教师让学员们陷入自我叙述而不打断，然后带领他们回到当前的体验或问题上。教师应加以辨别地使用打断，不要仅仅因为自己有说话的冲动就打断学员。

对教师来说，另一个常见的挑战是使用肢体语言或言语来传递信息，希望学员对他们的体验和学习给予正向的评价。例如，如果一名学员说："我在冥想过程中真的感到很平静"，教师可能会下意识地说："那很棒"；而如果另一名学员说："冥想对我来说是一种挣扎"，教师可能会条件反射式地用关切、安慰或建议来回应："听到你这么说我很抱歉。改变一下身体姿势或做几次深呼吸会有帮助吗"。在这里，我们想强调的是，学员所有的体验都是受欢迎的，教师使用的语言需要反映出一致性，对于任何学员的分享，无论积极的还是消极的，教师都应一视同仁。例如，教师可以使用类似或相同的词语回应学员的分享，无论学员的分享是愉快的还是有挑战性的。

作为师资培训师，我们经常注意到不同的教学风格，这些风格既是优势也是挑战，我们出于习惯或当我们自己感到脆弱时（如当我们疲惫不堪或被学员的痛苦所触发时），就会回到自己原来的风格。有些人是"教授"，喜欢讲课或辩解；有些人是天生的"助人者"，希望滋养或拯救正在受苦的人；还有些人是"教练"，习惯性地表达鼓励、支持，甚至加油助威；也有许多人是训练有素的心理治疗师，希望分析或解决问题；还有一些人是"表演家"，擅长捧哏逗乐、朗读诗歌或讲述自己的故事。还有一些相关的职业包括"佛法老师"，他们会把一切都引向佛教教义；"科学家"，他们会谈过多的科学研究和神经科学；以及"传教士"，他们对正念及其益处到处进行宣传（有时甚至过度推销）。同样，这些教学风格本身并没有错，但也需要认识到哪些风格是我们所认同和感到舒服的，并留意我们何时被触发、何时又过于依赖它们，这都是有帮助的。

带领抽象化概念并概括体验

"这个练习与预防抑郁症复发、抑郁症或焦虑症有什么关系。另外，我们为什么要做这个练习？"这个问题有时可能在探询中被提出，因为它强调了从反思性觉察到支持学员把从觉察中学到的东西概念化，并将其推广到日常生活中。这帮助他们继续磨炼对体验的觉察并保持好奇心的技巧，理解正念练习能够引领我们去往何处、我们如何从中受益、又为何这样做。这有助于解决与负面情绪状态相关的理解体验的旧模式，与新的、不确定的想法和存在模式之间的不一致，同时建立理解、洞察力，以及继续练习并将所学应用到现实生活中的理由。

教师必须与学员所讲的内容保持同在，不要被他们想要得出某些观点的想法套住。如果学员的回答体现出对教学要点的理解，教师可以什么都不说，或者通过重复或重新表述其所讲的内容提供一个简单的反馈。有时候，教师需要使用复杂反馈引导学员更细致或更深入地理解关键要点。复杂反馈要对隐含意义或意图进行探讨或陈述（Miller & Rollnick，2013）。这并非试图揭示或解释无意识的动机，也并非从心理学角度解释一个人的核心信念或剖析学员的表述背后隐藏的原因，而更多的是对学员分享的内容进行扩展或重新加工，以帮助澄清含义。

通常情况下，学员分享的反思其实不需要教师的回应。在后半部分的课程中尤为如此，因为需要教师说得越来越少，而是让团体成员不加修饰地说出学习要点。另一些时候，学员的分享会反映出他们的个人理解或相关技能的发展，但他们不清楚所学的内容是否与 MBCT 课程本身的意图有关。在这种情况下，教师应该抵制向学员解释的诱惑，而是接着问这样一个问题："好的，那么你分享的内容对我们保持身心健康有什么意义呢？"这样可以温和地澄清学员所讲的内容，在练习、学习和日常应用之间架起一座桥梁，使所有学员都能一目了然。

在第五周课程（"让事物如其所是"）中，有一个回应版 3 分钟呼吸空间练习，下面是在这个练习之后进行探询的例子，要求学员在练习过程中想一个可控的困难、令人担忧或关注的问题。

教师：哪些人能够在练习中想到一个困难？请举手，我很想听听发生了什么。

学员 1：我完全被这个困难淹没了，无法做任何练习。我真的感到头晕、发抖、出汗。

教师：嗯，你是什么时候留意到这些感觉的？（教师平静地停留在对练习的反思性觉察和追踪上。）

学员 1：当我想到这个困难时，这些感觉就出现了。

教师：当引导语提到识别情绪和身体感觉时，又发生了什么？

学员 1：嗯，那时候我注意到我感觉恶心和发抖。

教师：哦，看来你在坚持继续练习。然后，当被要求关注呼吸时腹部的感觉，并把觉察扩展到整个身体时，又发生了什么？

学员 1：我感觉好一些，但我的腹部仍然有紧张感，双手在出汗。不舒服仍然在那里。

在听取了其他几名学员在这个练习中的体验后，教师转向整个团体。

教师：看来大家都觉得这个过程不太愉快，那么我们做这个练习的意义是什么？

教师试图对练习中发生的事情建立一个抽象的概念和基本原理，并引出一个案例来说明这个练习的实用性。

学员 2：是不是由此可以了解自己的模式？

　教师：为什么会有帮助呢？

在这里，教师更加具体和明确地指出来。

学员 2：也许有了对模式的认识，我就可以选择以不同的方式来处理，而不是一味地逃避或转移注意力。

　教师：嗯，可能很多人会说逃避是一种好方法。如果发生了不愉快的事情，为什么还要停留在那里？

教师用一个自相矛盾的问题鼓励学员用新的方式应对困难。

学员 3：是的，但往往我们逃避的东西会继续下去或变得更强大。而有时你会发现，如果你坚持下去，情况就没有那么糟糕了，你可以与之共处下去。

　教师：嗯，所以有时逃避和转移注意力可能会使事情变得更糟糕，而有时你发现它并不像你担心的那样糟糕。这很有意思，不是吗？

教师允许学员自行提出教学要点，与此同时提出了新的标签（逃避和转移注意力）并予以强调。

　教师：所以，当真正的困难出现时，我会要求你们尝试这种做法。下一周，我们将讨论这个过程是如何进行的，以及当你停留在一个具有挑战性的时刻时会发现什么。

在这里，教师强调了在现实生活中，通过家庭练习进行尝试并在课堂上分享的重要性。

这个案例展示了通过陈述和提问提供简单反馈和复杂反馈，使得练习的概念抽象化，并提出了在真实世界中尝试的理由。教师试图从学员那里得到一个可接受和可信的理由，这与他们的目标相一致，同时重视和支持进一步的正式和非正式练习。

在这个抽象化概念和概括体验阶段，教师面临的最大挑战是如何拒绝直接告知，而是从学员那里引出与课程的关联及其益处。尽管可能需要运用复杂反馈和一些总结，但教师应尽可能地在探询中让学员就练习的相关性、概括性和基本原理提出自己的理论，从而自学成才。这个过程需要时间。然而，作为教师，我们往往急于让学员"明白"，因为我们的内心有一个流程，却忘记了学员的学习速度是不同的，而且在整个课程中，这些话题是被一再提及的。此外，受训中的教师往往不够信任学员自有的智慧，不相信学员自己能提炼出这些关键的教学要点。

在第四周和第五周课程中，有一个特别的风险，即学员开始认识到厌恶感的习惯性模式，并意识到这个练习是关于转向面对困难、与之共存并建立耐受度，而不是逃避。这些都是违背天性的做法，人们往往会挣扎或变得痛苦，此时教师就很容易试图拯救、说教或说服学员。无论这是来自教师自己对困难情绪的不适应，还是对缓解自身痛苦的渴望，试图拯救、安抚和说教都可能会以一种微妙的方式加强逃避倾向。这种做法还传达了这样的信息：不应该忍受这些负面情绪，而应迅速将其遏制住。其中，教师可能会对学员获得解脱过度关注，这种方式往往阻碍而非促进学员的理解。教师需要学习如何平等地对待所有的体验，并以身示范这种平常心。

带领展开行动实验及学会应用

学员在课堂上有了具体的体验、觉察和反思，然后用一种新的思维模式（不以解决问题为导向）探索其与抑郁、焦虑和压力的关系，然后教师要求学员回家后继续练习、反思并实践所学的东西。这可以提高学员集中注意力、切换注意力和去中心化的技能，并帮助他们明白在面对生活中的压力和抑郁状态时如何运用这些技能。

我们用"家庭练习"这个词是有意为之，因为叫"家庭作业"会更具有挑衅性，特别当有些学员对学校有负面联想或记忆时。我们从一开始就强调家庭练习是课程的一个重要组成部分，可以用来加强和拓展每周课程的学习。家庭练习的目的是将 MBCT 课程的概念、假设和原则及正式和非正式的正念练习应用到日常生活中。有研究表明，完成家庭练习的数量与 MBCT 和 MBSR 带来的积极结果呈正相关（Parsons，Crane，Parsons，Fjorback，& Kuyken，2017）。

在布置家庭练习时，教师通常会重申其重要性，并注意确保学员了解期望的内容。每周课程结束时，教师都会给学员发放讲义，讲义上有相关的读物，也有家庭练习的任务清单和日志，以鼓励学员坚持练习。这个日志对学员继续对体验进行反思性觉察、将其外化及在报告时加强其准确性非常有价值。教师也可以通过电子邮件将讲义发送给缺席的学员，以确保他们了解所涉及的内容，并跟上练习的步伐。每周课程都要预留出时间来回顾上一周的家庭练习，并在结束时布置新的家庭练习。教师需要确保有足够的时间用于回顾上一周的家庭练习，以应对挑战并激励学员进行练习。由于每周课程的内容很多，回顾上一周的家庭练习可能会被忽略。教师应当像关注课程中的其他部分一样重视对上一周的家庭练习的回顾。

在前几周课程中进行家庭练习时，学员们会探讨练习的障碍，教师需要识别这些障碍并使之正常化。学员们很快会想出应对这些障碍的策略。在讨论过程中，重新审视与家庭练习相关的基础态度，包括耐心、信任、友善、不挣扎和好奇心，可能会有所帮助。在带领 MBCT 时，带领者可以提出这样的问题，"哪些态度对支持家庭练习或许是重要的？"这比直白地告诉学员应该采取哪些态度更能促进学习。在后面几周课程中，探讨的核心不是如何克服障碍，而是家庭练习的体验及从中得到的启示。每一次经历都是一次学习的机会，不管轻松的还是挣扎的，也不管学员是否完成了家庭练习。

在家庭练习中，除了各种正式的冥想之外，还包括阅读资料和练习，如"愉悦和不愉悦经历日记""识别复发信号"，以及抑郁和焦虑出现时的行动计划。这些都是为了帮助大家将所学的知识整合并应用到日常生活中，既要有计划也要有临时的应对方法。

如果学员在每周课程中没有投入足够的时间对上一周的家庭练习进行回顾，不仅会错过一些关键的学习要点，而且也透露出家庭练习是事后才想到的。在应对练习中的障碍时，教师常犯的另一个错误是总是自然而然地给出建议，而不是让学员尽可能地自己找出应对障碍的策略。在鼓励学员练习与鼓励学员自我照顾之间需要找到一个平衡点，即使这很困难。有时候，教师明确地向学员提供引导和方向也是必要的。我们在要求学员信守承诺时，也要保持慈悲心和接纳，这并不容易。

通过完成家庭练习日志、记录经历日记，我们鼓励学员在课堂上分享时直接阅读这些记录着他们付出努力的文字。这相当于强调了家庭练习的重要性，让课堂讨论围绕着拆解体验的各个部分展开，巩固对课外体验的反思性觉察。这也限制了学员进行过度叙述的倾向。

值得注意的是，带领回顾家庭练习并不是在随后进行的冥想练习中使用探询来探索学员的个人体验。相反，前者的主要意图是帮助个体和团体得到继续练习的支持，并在课程之外学会应用所学。这里需要处理在家里练习时出现的挑战和成功。与家庭练习关联起来是必要的，这样做可以超越 MBCT 课程的既定意图，更广泛地说，可以保持身心健康并提升自我效能感。

本章小结

在本章中，我们将教学能力定义为知识、态度、技能和行为的组合。我们回顾了库伯的体验学习模型，并将其作为另一种解读 MBCT 教学能力及其组成部分的方式。除了营造并维持一个安全和支持性的学习氛围，我们探讨了教师如何带领直接体验、支持反思性觉察和抽象化概念并帮助学员进行实验和保持练习。针对每种能力，我们详细介绍了必要的技能、态度和行为，以及教师可能面临的挑战和陷阱。在接下来的内容中，我们将把具身体现正念临在作为正念教学的核心，从而让这些写在清单上的一系列所需能力鲜活起来，从试图教点什么到把教学本身当作一种练习。

第三部分

教学就是练习
——内在风景

第六章

教学核心：具身体现正念临在

本书第一部分涵盖了一些基础内容，它们能帮助我们拓宽对 MBCT 教学的理解。我们介绍了五大改变要素和 TRIP，以及如何将这些内容应用于 MBCT 课程大纲。在第二部分中，我们探讨了如何通过将 TRIP 应用于具体的正念练习和认知训练中，进一步深化我们的教学，然后，我们从正念课程的独特视角讨论了团体过程，并在最后探讨了教学能力、技巧和挑战。在最后一部分，我们将更深入地探讨 MBCT 教学的基础——不仅是教授 MBCT 所需的技能，还包括将该课程作为一种练习进行教学的本质。

在这一章中，我们将深入探讨教师"具身体现正念临在"，这是教授正念类课程的一个关键方面。我们的重点是探讨教师是如何通过具身体现和引导，将深奥的正念理念传递给学员的。具身体现在丰富我们的教学、支撑 MBCT 和其他正念类课程的最佳实践和能力方面发挥着重要作用。

具身体现既不完全是一种教学模式，也不是一种心理治疗，它有助于促进 MBCT 成为一种正念练习本身，一种理解我们（教师和学员）如何能够与"痛苦""无常"和"无我"建立不同关系的过程。这会对教师提出什么样的要求？当然，在佛教中，意识到自己的痛苦及如何理解这种痛苦的根源被称为贪（想要满足自己并持续这种满足）、嗔（愤怒、厌恶、恶意）和痴（对现实的困惑或错误理解）。这种理解将从内观冥想的练习中获得，内观冥想是一种觉察内在和外在体验（无论愉快的、不愉快的还是中性的）的训练，是一种通过将当下的、非评判的和带着善意的意识带到任何给定时刻发生的任何事情上。

在本章中，我们将探讨正念的基础态度，包括对佛教心理学关键教义的分析和理解，这是教师发展具身体现正念临在的核心。在下一章中，我们将对这些基础态度进行扩展，并讨论如何表达这些理念，以及如何把它们转化为教学。这种转化需要以当下为导向，教授全然地关注的能力（一种对当下的刻意关注）；展示开放、接纳的能力（开放觉察或元意识），以及传达我们如何与体验联结的能力，这让我们有了更多的选择并将影响我们的行为——带着觉察纯熟地行动。因此，教授 MBCT 是一种正念练习，也是一种存在方式。

正念的基础态度

基础态度（Kabat-Zinn，1990，2013）是我们讨论具身体现的一个良好开端，这是因为它们为教师提供了参与正念练习的具体方法，并为学员们树立榜样。这些态度是通过教师的非言语行为、引导和探询表现出来的。正是通过体验和感受这些态度，教师加强了具身体现的可能性，这也促进了学员学习并进行日常的正念练习。这些能力能够表达并体现出耐心、信任、初心、不评判、接纳、不挣扎和放下（Kabat-Zinn，1990，2013）。我们的理解是，卡巴金最初概述的基础态度从来就不是详尽无遗的，而是为了强调那些与正念相关的品质。虽然为了清楚起见我们将分别描述这些态度，但实际上它们之间有交叉。例如，不挣扎需要耐心，放下、不评判需要初心。我们增加了好奇心和悲悯心作为两个额外的基础态度，因为我们认为它们对具身体现正念临在和教学都是必不可少的。

MBCT 教师在强调关注所有体验的同时，将传递和表达耐心、信任和初心，作为面对所觉察到的事物的方式。此外，这也将为学员树立不评判、接纳和不挣扎的榜样——进入一种存在模式，这种模式可以培养韧性和随当下体验应变的能力，而不是抵抗不想要的东西（这会带来痛苦）。

另外两个基础态度是好奇心（在任何体验消失之前，饶有兴趣地深入这种体验中）和悲悯心（对每一个时刻都采取善意和温柔的态度，允许它存在，即使它是困难的或令人痛苦的）。一名能够体现这些品质的教师，会带领学员带着好奇心探索体验；引导他们培养对"如何""什么""在哪里"和"何时"体验的觉察和兴趣，而不仅仅是"为什么"。通过这种方式，注意力被带到当下的体验中，而不是对过去体验的叙述或对未来的预测。悲悯心是自我判断的一个重要组成部分，有助于打破导致抑郁的消极自我观。富有悲悯心的教师能够传达一种善意及对所有体验保持温情的接纳，这是批判和评判思维的解药。

这些也是我们的学员需要培养的品质。在这里，我们重点讲述这些态度如何影响教学方法及具身体现，以及教师如何在教学中鼓励学员培养这些态度。以下是对每一种态度的概述及教师如何有意识地体现这些态度。然后，我们将跟随教师在第三周课程（"集中散乱的心"）的练习后探讨其中的一些态度。

耐心。大多数人都被想要快速完成事情的冲动所驱使，快速地完成这件事以便去做下一件事。此外，很多时候我们需要同时兼顾几件事。正念练习为我们提供了放慢或暂停的选择及何时做出选择的智慧。这需要运用耐心来重启忙碌的大脑，让事情顺其自然地发生。

对教师来说，这意味着将耐心作为一种态度品质，向学员展现并示范这种理解，即与自己相处及面对所发生的事情是需要时间的。

信任。信任是对自己的直觉和权威的基本信任。它是转向当下的体验，面对的是当前正在发生的或正被允许注意的事情。认识到我们可以相信自己，这是教学的一个重要部分。

对教师来说，这意味着表达对学员在进行正念练习时所经历的事情的兴趣，并传达对他们的探索的信任。

初心。初心是正念练习的一个关键方面。它使我们能够意识到自己走神了，带着重新开始的承诺把"心"护送回来。它还允许我们对课程所提供的内容持开放态度，不受关于正念先入为主的观念和判断的影响。它让我们的每一刻都是新鲜的，不受过去或未来的束缚。

对教师来说，这意味着对每个时刻都保持开放的态度，并认识到自己不一定知道这一刻将如何呈现。这也意味着对每个人的学习方式、学习内容及学习进展不要有太多的预设。教师可以展现出一种温和的临在，对人们被想法和行为带离当下的模式保持理解，从而清晰地传达重新开始的过程。

不评判。不评判是指暂停比较、评估和表达偏好的模式。我们常常对自己很苛刻，对自己的标准很挑剔，尤其当我们容易抑郁和焦虑，或者正在与抑郁和焦虑做斗争的时候。意识到我们的判断思维及不加评判地与我们的当下体验相处的能力是关键。

对教师来说，这是一种体现友好和好奇心的练习，而不是立即进行判断、比较或评估。通过对经常出现的自我批评、指责和贬低等不宽容的认知模式的了解，教师体现出坚定和耐心。一种善意伴随着不评判，因为用更多的评判来满足头脑会让事情变得更糟。

接纳。当我们触碰内心深处时，可能会揭开"伤疤"和一直逃避的痛苦。接纳是与这些挑战保持友好相处的方式，给自己尽可能多的空间，让"伤疤"只是在那里。这种接纳既不是被动的，也不是逆来顺受的，更不需要我们喜欢自己的体验，而是需要一种慈悲的勇气见证正在发生的事情，并只在需要的时候采取行动。

对教师来说，要体现出一种认同、善意、宽容和感恩，同时温柔地把握住练习所指向的东西，意识到我们值得被爱和被照顾，这在整个 MBCT 学习过程中具有重要意义，是教学和具身体现的核心。

不挣扎。对大多数人而言，在生活中有很多责任需要承担，这当然很重要。这种行动模式不可避免地让我们以目标为导向并执着于结果，当我们以这种方式看待我们的内部体验时，就会产生问题。只是与每一刻自然展开的当下在一起，能让我们从一直想要做事情的想法中解放出来。不挣扎让我们做到活在当下，激发对所觉察到的事物的好奇心，体验各种感觉，无论愉快的、不愉快的还是中性的。

对教师来说，需要成为平静、温柔和悲悯的榜样。教师也会有习惯性冲动，以避免不舒服或困难的挑战。

放下。这也许是所有基础态度中最困难的一个。我们希望事情以特定的方式发展下去，并抓住那些想要的东西，往往想要更多自己喜欢和需要的东西。我们倾向于在事情结束后很长一段时间内抓住不放。有趣的是，我们同样会抓住不好的事情不放，就像我们执着于好的事情一样。在正念练习中，通过转向困难体验，我们可以看到紧握不放将如何使痛苦增加。用善意和温和的方式一遍又一遍地觉察，我们会看到并理解痛苦是如何产生的，并最终从这种执着中解脱出来。

对教师来说，这意味着带着温和、善意的接纳态度重复反思刚刚发生的事情。在这些痛苦的时刻，教师体现了一种富有悲悯心的平衡，他支持自己，这也会鼓励学员建立这种觉察，从而理解思维反刍和执着是多么痛苦，而放下是多么自由。

好奇心。把好奇心带到每时每刻是从观察者的角度探索体验的基本要素。这是 MBCT 中需要培养的一项关键技能，因为它可以让学员更少地被体验卷走，并与体验建立一种不同的关系，这种关系不会导致对事件的过度反应，而是让学员明白在当下可以有不同的反应。对任何特定时刻正在发生的事情感兴趣，需要个体积极地参与和探索。通过把好奇心带到这些时刻，就有可能留意到特定的感觉（即该体验的任何组成部分——想法、情绪、身体感觉）出现，探索这些感觉，如果感觉消失了，承认这一点。

对教师来说，当学员反馈自己的任何发现时，具身体现出一种稳定并表现出充满兴趣，我们的注意力不仅集中在所关注的对象上，而且要觉察到体验的转换和变化。

悲悯心。悲悯心是通过允许和面对每时每刻的体验而发展起来的，即使这些体验是困难或痛苦的，也要带着不评判的态度。MBCT 课程中的正念练习鼓励与困难共处（觉察和接纳），并融入困难（承认、好奇和探索）。这激励我们理解与困难及不想要的体验相处可以成为另一种选择。

对教师来说，让人耳目一新的学习方式就是展现出一种愿意与困难时刻相处的意愿，在困难的时刻出现时保持镇定，尽可能地带着悲悯心。通过主动面对困难并与之共处，教师向学员传递出带着悲悯心与这些体验共处是可能的，没有什么需要被修正，也许只是停留在当下就足够了。

在描述了这些基础态度后，现在我们可以把注意力转移到如何在教学中应用这些态度，以下案例节选自 MBCT 第三周课程（"集中散乱的心"）。该讨论是在完成了"与困难或有挑战的身体感觉共处"的冥想练习之后发生的场景，教师正在进行探询，展示了使用基础态度的技巧及对学员的回应。

教师：我很想知道在这次练习中发生了什么？（在讨论开始时，教师呈现出一种好奇的态度。）

学员1：我的背部很痛，因为一直坐着。

教师：你当时有没有尝试探索一下这种感觉呢？

学员1：一点点。有一些跳动，紧绷。

教师：还有其他感觉吗？

学员1：我移动了一下身体，这很有帮助。然后当你说回到原来的位置时，我照做了，感觉就不一样了。

教师：注意到变化了吗？

教师支持学员培养追踪身体感觉的能力，并鼓励学员"信任"自己拥有这种能力，而不是强调学员应该赋予练习某些积极价值。

学员2：我对探索身体疼痛的想法有点担心。我的肩膀受伤了，一直没有痊愈，所以我很痛苦。我确实尝试过探索这些感觉，但这并没有帮助。

教师：所以，进行这样的探索需要时间，并按照引导进行（"不挣扎"和"耐心"）。我能问一下你是怎么探索的吗？

学员2：嗯，我喜欢将呼吸带入和带离这个身体部位的想法。

教师：你发现了什么？（这里教师在激发"好奇心"）

学员2：我认为探索变得容易了。

教师：是因为注意到了身体感觉、想法或情绪吗？

学员2：我认为这是因为呼吸进入和呼出这个身体部位。

教师：真有意思，谢谢。

学员 3：我的大脑在冥想练习中变得如此忙碌，很难注意到其他事物。我发现做这些练习真的很难，因为我的思维无法关闭。

教师：是的，当我们停下来安静地坐着并注意正在发生的事情时，思维会变得非常活跃。这很正常。然后发生了什么？（在学员分享的过程中，教师对这个困难表现出"接纳"和"信任"。对于思维是否活跃持"不评判"的态度。）

学员 3：我想让思维停下来，所以我试着专注于呼吸，但这不起作用。

教师：当我们想让某件事发生时，比如想让思维停下来，在这个练习中可能会适得其反。所以我们正在培养的就是"耐心"和"不挣扎"的意识。保持停留在当下的耐心，即使在充满挑战的时候，也知道不需要改变什么。

通过与学员的对话，这名教师正在含蓄而积极地使用几种基础态度。他在练习中体现了这些态度，而不需要公开地确定每种态度。在这段摘录的结尾，当学员们结束讨论后，我们看到教师提到了两种基础态度：耐心和不挣扎。他本可以说出其他态度的名称，但这两种态度是在这段谈话中需要首先体现的。在这个阶段，学员仍会为他们在正念练习中遇到的问题而挣扎。如果我们回顾一下这些学员所说的内容，就会发现教师决定强调耐心和不挣扎是有用的，因为它们适用于这三名学员的体验，从而支持个人和团体学习，并为练习提供有用的方法和态度。随着课程的推进，并开始与更困难的时刻共处，这两种态度也是必不可少的。

运用佛教心理学的关键教学

支撑和影响正念教师具身体现的第二个基础是对佛教心理学的一些核心要素的理解。我们认为这对体现和传达正念至关重要，它将在教授正念练习和探询中发挥作用。在这一部分，我们不会对这些教义做深入的评价，但我们认为，发展对这些教义的认识和理解，对加强教学的深度、培养能力和促进练习是极其重要的。值得注意的是，这些佛教教义为我们的教学提供了一个伦理框架，可以增强我们可能拥有的任何职业准则。它们还将为那些尚未明确专业边界的职业人士提供参考框架。"不伤害"的道德原则是佛教哲学中的一项实践，也是所有医疗健康领域的专业人士的共同原则。

下面我们将概述与 MBCT 最相关的佛教教义。我们将特别关注"三法印"——认为生命是不完美的、无常的和无我的——因为我们认为它是深化意义并强化我们作为教师所试图表达的东西的核心。尽管我们讨论了一些佛教心理学的内容，但在 MBCT 课程中并不会直接谈论。这是因为这是教师具身体现的基础，当教师在进行引导式的探询及倾听学员的回答时就会呈现出来。

痛苦是生活中不可避免的一部分，因为我们都会生病、衰老，最终走向死亡。作为人类的一个方面就是体验不完美和不圆满的生命。更复杂的地方在于，我们想要这些和渴望那些，但我们发现得到想要的东西后的满足感是短暂的。佛教教义认为，我们与这些生命经历的关系，在很大程度上决定了我们对痛苦的感知程度。抗拒正在发生的事情只会使痛苦增加，是进一步造成苦难和压力的根源。例如，如果一个人经历了悲伤或背部感到疼痛，无论疼痛持续的时间有多长，如果担心这种情况永远不会好转，那么它就会变得更糟。

我们都有一种强烈的倾向，想要抓住那些愉悦的感受并不断重复，避开不愉悦的感受，而那些处于中间的感受往往会被忽略。试图通过想要更多同样的事物或其他享受来不断增加愉悦感，会导致不满足感增强。抓住短暂的事物不放，不管愉悦的、不愉悦的还是中性的，都会让人产生内在不满足感，这会导致更多的痛苦。例如，你吃第一口巧克力棒时会产生味觉刺激和愉悦感；然后，你会意识到自己只能吃有限的食物，或者你更喜欢不同类型的巧克力，或者当你吃得太多感到恶心时，这种感觉就会迅速消失。

在理智上，我们知道没有什么是一成不变的，无常是生活的事实，但从经验上和情感上，我们发现这很难接受。我们喜欢追求永恒。然而，我们的身体与刚出生时及 20 岁、30 岁、40 岁时的身体不同。我们体内的细胞不断地进行自我更新和退化。如果所有的事物都在不断变化，那么想法和情绪状态也必须经历同样的过程。我们回避一些体验，执着于另一些体验，或者与无常抗争，这样低落的心理和情绪状态就会持续下去，由此产生的心理和情绪状态被定义为抑郁症。事实也是如此，虽然我们了解无常的概念，但在通过正念练习获得鲜活的生命体验之前，我们并不相信。

"无我"的概念是佛教的核心教义，尽管这很难掌握。这一概念有三个方面，即事件是非个人的、我们都是相互联结的及我们受制于不断变化的生命本质（原因和条件）。忽视这些会导致固化的自我意识。我们陷入这样一种想法，认为存在一个永久不变的自我。如果我们相信这一点，就会倾向于想要抓住"我"或"我的"，这会产生不快乐和痛苦。如果我们能看到事件是非个人的、我们都是相互联结的、一切都会发生变化，那么我们的生活就会变得更轻松。

患有心理障碍和感到焦虑的人倾向于将自己的状况个人化。想法和情绪具有明显的附着力，因为我们很容易相信它们及它们对我们的评价。随着时间的推移，这些思维模式和情绪波动被强化，以人格的形式固定下来。例如，"我是一个抑郁的人"定义了"我"，而更加巧妙的说法应该是"我是一个深受抑郁症之苦的人"。只关注自我会让我们变得孤立，这会导致我们与周边的资源和相互联结的普遍性脱节。

在 MBCT 课程中，冥想练习的引导语（如"身体"，而非"我的身体"）支持了无我的具身体现，鼓励学员描述在冥想中出现的情况，帮助他们更少地沉浸在自己的困难和相关的故事中。一名学员在第四周课程（"辨识厌恶之心"）中做完冥想练习之后说："我一直都很抑郁，我不记得自己有不抑郁的时候，我天生就是这样。"教师的回答是，让学员回到他刚刚完成的练习中并问："你还记得你第一次意识到这一点是什么时候吗？"通过这种方式，学员将注意力稳定在刚刚经历的事情上（此时此地），而不是陷入与抑郁症自我认同的叙述中。学员说："有很多想法，我感到很难过。"教师说："有任何身体感觉吗？"学员回答："是的，我的胃里有一种不舒服的感觉。"他开始追踪自己的体验，感受正在发生的事情，并站在观察者的立场。这是去中心化的过程和无我的一个关键方面。在将体验分解成多个组成部分时，学员有机会看到体验不断变化的本质，并减少对任何想法的认同。

尽管稳定的自我意识对心理发展和心理功能很重要，但执着于固定的自我形象是令人担忧的。诚然，稳定的自我意识是我们生存所必需的，但我们会过度依赖外界的事物，并将其作为支撑"我们是谁"的固定和永久的"拐杖"，而忘记了适应能力是满足生活中各种不断变化的条件所必需的。这种过度依赖别人对我们的看法、我们与别人相比做得有多好、我们积累的财产、我们赚了多少钱等，最终会让我们失败。一旦情境、事件或他人提供了一些负面信息，依赖外在条件的自我价值感很容易就被削弱。我们就处于这一反反复复的过程中，对内部及外部环境不断做出回应，如果能够了解到我们并不需要给自我一个固定的定义，就可以更加灵活应变、恰当回应。我们会放松对自己和他人的严厉和不友好的批评，以及个人化的倾向。如果不再执固于自己的想法，不那么以自我为中心，我们对他人的观点和需求会更加敏感。这并不是说我们应该消除自我意识，而是说如果我们放轻松一点，就会体验到更多的放松。

在此，我们不妨稍稍岔开话题，讨论一下行动模式和存在模式是如何分别有助于形成固定和灵活的自我意识的。行动模式就像一种固定的自我意识，是我们在世界上生存所必需的。它提供了稳定和持久的叙述功能，以便我们能够计划、组织并满足生活的需求。在行动模式下，我们自动拥有了从事许多活动的能力，这是有用的，尽管这也可能带来常见的僵化和习惯性反应。而存在模式建立了一种对当下体验的觉察能力。它是基于对感官体验的探索，保持接近体验的即时性，这样我们便可以更少地迷失在想法中，抑或避免在困难时刻被情绪淹没，进而我们拥有更强的适应能力和复原力。

无论一个人是否有心理障碍，存在模式都会减少重复的消极思维倾向。取而代之的是我们会拥有觉察想法和情绪的能力，不需要处理问题、扭转局面或修复自我（不挣扎）。我们成为自己模式的观察者，这也被称为"去中心化"。去中心化减少了想法和情绪状态对自我认知的影响（如"我是有缺陷的"）；相反，增强了对体验的开放觉察或元意识，这支持对可能会加剧痛苦的模式的识别。

有人认为苦难等于痛苦乘以抗拒，不同形式的抗拒行为有逃避、希望事情有所不同和思维反刍。助长这些情况的心理陷阱有：生活和经历应该是完美的、没有痛苦的，发生在我们身上的事情是永久的、不会改变的，生命是个体从我、我自己和我的角度来看的。MBCT 课程巧妙地引导学员意识到这种关系，正念练习的作用是减少抗拒，即便只是短暂的一瞬间。

我们可以通过下面的案例探索生活是不完美的、客观的、无常的，抵制这种意识会带来痛苦，以及如何将这种意识应用到 MBCT 的教学中。在第六周课程（"想法不等于事实"）中的静坐冥想练习后，六名学员正在谈论他们的体验，这个练习引导他们留意自己是如何与想法联系在一起的。

学员：与呼吸和身体在一起，比与想法在一起容易得多。我更喜欢练瑜伽，
　　　也许是因为他们播放的是舒缓的音乐，让不去想事情变得容易了。

教师：嗯，所以，这份"喜欢"在刚才的冥想中出现了？在今天的练习
　　　中，你注意到了什么？

老师没有被拉入叙述中，也没有对偏好进行反馈。

学员：我可以在呼吸和身体感觉中停留更长的时间。开始思考后，我开始
　　　想其他事情了！

教师：你留意到这些想法在说什么了吗？

虽然教师表面上对内容进行询问，但主要对想法的外化及描述感兴趣。这一点可以从他使用"想法在说什么"，而不是"你在想什么"这句话中得到证明。这是一种对无我的语言编码。

学员：我留意到了想法是随机的。上一分钟是一种想法，下一分钟又是另
　　　一种想法。我确实注意到很多想法都是关于过去的、不快乐的回忆。

教师：所以，你看着这些想法？

教师提出了去中心化，并引出了对想法本质的描述。

学员：嗯，算是吧。这更像当我意识到我在想事情时，我注意到我在思
　　　考。我这样做对吗？

教师不回答这个问题，也没有安抚或回避学员所表达的体验。相反，教师的
回复专注于正在展开的内容上（临在），体现好奇心及平和的兴趣，并随时跟进，
使体验外化。教师也会密切关注这个练习的意图，即我们与想法之间的关系。

教师：想法是很难观察的。当你注意到你在思考时，你还注意到什么了？
学员：（学员停了一会儿，显然是在思考这个问题。）是的。现在你问起
　　　来……我记得我的呼吸变得急促。
教师：所以，呼吸很急促。你还记得你的哪个身体部位体会到了这种
　　　感觉？

老师在强调变化和无常。

学员：在喉咙里。
教师：这很有趣。然后发生了什么？

再次追踪体验的变化本质，强调无常和无我。

学员：我想我又开始思考了，可能就是这样。
教师：留意到我们与想法的关系有时可以在身体上表现出来。
学员：我应该留意这个吗？
教师：嗯，不一定要寻找身体感觉。但是，在冥想练习中不时地检查身
　　　体，可以为我们提供一些关于我们与想法的关系的有用信息。它也
　　　可以让我们从陷入思考的状态中解脱出来。

教师打断了叙述、自我意识，将注意力转移到身体上。

教师正在对学员的体验进行探索，表达出兴趣和好奇心。教师对想法本身的内容不感兴趣，因为可能会存在陷入这些想法及产生新的想法的危险。教师体现出了对微妙的内心世界的敏感，并帮助学员追踪变化的感觉（无常），而不是将它们个人化。

本章小结

我们已经讨论了佛教心理学中的各个方面，即生命是不完美的、无常的和无我的，以及痛苦来源于不愿意让事物如其所是，了解这些可以帮助教师在教学中展现正念的临在状态。基于这种智慧，正念的基础态度在教学中得到升华，特别是展现出好奇心和悲悯心。这将允许教师在课程展开时更好地带领和跟随学员。在 MBCT 课程的旅程中，教师和学员一起发现正念练习所带来的启发和智慧。在下一章中，我们将讨论教师如何通过全然地关注、开放觉察和辨别力具身体现正念临在。

如果 MBCT 教师能够从个人的练习中理解生命的不完美、无常和无我的本质，并与之产生共鸣，其本人便成了正念的象征。这种洞察力与知识是否渊博无关。洞察力和智慧源于个人在应对各种困难时，依然保持清醒的认知、善意并采取熟练的行动。这种活在当下的方式是练习的核心，可以提高教师具身体现和悲悯心的呈现，无论在讲解时还是与学员互动时。

第七章

表达和培养具身体现正念临在

在上一章中，我们讨论了正念的一些基础态度和佛学的一些内容，这些都是正念的具身体现，并影响 MBCT 课程的教学。现在，我们可以把注意力转向教师是如何呈现这些基础态度的，学员又是如何被鼓励的。我们的重点是如何最好地培养学员具身体现正念临在。在上一章中，教师已经学习了如何示范。为了做到这一点，教师通过始终以回到当下为方向，学习具身体现和教授全然地关注、开放觉察（接收信息和追踪体验）及辨别力（由智慧引领，巧妙地做出回应）。我们认为这些是带领正念练习的核心，也会反映在我们称之为"探询"的反思式对话中。

保持在当下

教师始终保持并体现对当下的关注是不现实的。然而，这是我们对自己的要求，因为这是我们邀请学员练习的内容，也是我们从每周课程开始就试图呈现的内容。从我们进入教室的那一刻起，就会故意放慢"脚步"。通过这样做，我们鼓励并支持我们作为教师的意图，即时刻与自我联结（全然地关注），关注当下的体验，让我们能够辨别下一步该做什么。慢下来也标志着我们和学员进入存在模式，这种模式不同于我们通常的互动和联结方式。

对许多 MBCT 教师来说，我们的职责不仅仅是觉察到此时此刻。我们经常在晚上授课，这可能会影响我们的上课状态。理想情况下，在上课前给自己留出时间回顾课程内容、明确课程意图、识别并觉察当下的状态（如疲劳、兴奋或焦虑）、放下对课程如何进行的期待很重要。对教师来说，将注意力稳定在此时此刻并加强这种意图的方法包括允许自己进行简短的练习，如 10 分钟的呼吸练习，时间有限的话就选择 3 分钟呼吸空间练习。如果你觉察到自己很忙或很疲劳，那么运动练习是有益的；如果你觉得需要花点时间保持安静，那么静坐冥想会很有帮助；如果你饿了，那就带点零食并练习正念饮食，这都会滋养自己。

在课程开始时，教师需要竭尽所能让自己安住在当下。在每周课程中，教师的注意力也会偶尔不可避免地离开当下，这是意料之中的，因为 MBCT 课程教师需要带领并教授许多教学要点。教师需要觉察课程中的叙述讲解部分，还要支持并与学员互动，并保持对学习主题和教学要点保持关注（使用 TRIP）。在授课过程中找到存在模式和行动模式之间的平衡并不容易。对一名 MBCT 新手教师来说，可能会面临许多挑战，如担心时间的把控、坚持学员所说的内容或迷失在学员的故事中、担心学员的状况、过于投入某个教学要点及自己对教学的不安全感等。

一开始，教师需要通过运用行动模式（自上而下的过程）来学习，启动智力层面或认知层面的学习，以此理解 MBCT 的课程大纲，然后将课程大纲应用到教学中。随着时间的推移，我们在应用课程大纲的过程中树立了信心并提高了技能。一旦教师精通了课程的结构和模块，就可以切换到存在模式的教学状态，这是一种以经验和过程为驱动的教学方法。这就是纯粹认知理论和内容驱动的教学方法与经验化、具体化和内化的教学方法之间的区别。在教授 MBCT 课程时，何时需要全然地关注、何时保持开放觉察并做出判断，需要教师在这些因素之间保持平衡。这取决于教师的经验和专业技能、从团体中获得的反馈及团体成员努力内化学习的程度。

全然地关注、开放觉察和辨别力是 MBCT 课程中三项重要的内容，在体验上有助于正念教学。全然地关注是一个人有意识地关注内在和外在体验的能力；开放觉察是在练习中接收所有体验，让体验自由地来去；辨别力是在练习中选择如何巧妙地回应体验，带着悲悯心和善意来抱持这一切。教师在引导中、举手投足间和在探询的过程中呈现的临在状态，以及对学员的鼓励，都在呈现这三个部分。进一步保持具身体现正念临在是一种练习，需要教师时刻关注学员也关注自己，无论当下呈现了什么都保持开放和接纳的态度，同时对此时此刻需要什么做出判断。这可以是对当下关注过程而非内容的鼓励，对某个教学要点的温和指导，或者为学员提供一个空间和容器，让他们忍受情绪激动的时刻。

这里有一个提醒，任何试图描述对冥想练习的理解都存在固有的风险，因为冥想练习本质上是一个动态的过程，这些风险包括重新定义、误解和过度简化。尽管如此，我们还是将这些作为单独或序列的一部分进行讨论，需要理解它们之间是流动的且会有重叠。

全然地关注

再次强调，全然地关注是一个人有意识地关注内在和外在体验的能力。对 MBCT 教师来说，这包括对学员的引导。例如，在带领呼吸觉察练习时，教师将继续关注自己的体验，同时为自己和学员设置一个姿势，以保持警醒且感到舒适。然后，教师引导学员感受呼吸的感觉，呼吸时身体哪个部位的感觉最明显。为了保持全然地关注，邀请学员带着好奇心感受当下的直接体验。当注意力不可避免地离开时，教师会提醒学员，请留意到这一点并轻轻地将注意力拉回到呼吸上。为了保持这种全然地关注，教师需要暂停，以让学员有时间体验这些感觉，并意识到思维或注意力被吸引到想法、身体感觉、情绪状态等的频率。当练习结束时，教师使用有助于过渡到下一时刻的语言。这通常标志着将注意力从正式练习过渡到探询阶段。

下面的例子阐述了教师如何通过 10 分钟的冥想练习（第二周课程"活在头脑中"的练习）表达和鼓励学员全然地关注。

让我们开始吧。

首先，请找到一个舒适的坐姿，选择坐在椅子上、垫子上或凳子上。

无论你选择什么坐姿，让自己保持清醒、警觉和放松。如果你坐在椅子上，将双脚平放在地板上，双膝分开。另外，如果可能的话，臀部坐在椅子的前半部分，后背远离椅背，这有助于挺直后背。如果这样做有困难的话，在后背放一个垫子或用卷起来的毯子来支撑腰部，让椅背支撑脊柱的其余部分。无论你决定采取什么姿势，关键要尽可能地放松身体。（教师停顿一会儿，允许学员有时间准备和调整。）

一旦你找到了一个舒服的姿势，闭上眼睛，或者目光变得柔和并看向前方的地板。

现在，花点时间感受坐在这里时身体的重量，身体与椅子、地板接触的感觉，完全和身体在一起的感觉。注意身体产生的生理感觉，包括皮肤表面和身体内部。（教师停顿一会儿，让大家全然地关注身体感觉。）

当你留意身体的感觉时，就会更加关注呼吸的感觉。你可能最先觉察到呼吸是从鼻孔吸入空气，又从鼻孔呼出。当吸气和呼气时，你可能会意识到肋骨的扩张、收缩，或者腹部的起伏，每次吸气时升起，每次呼气时释放。接下来的几分钟，把注意力带到你最能感受到身体感觉和呼吸节奏的身体部位，让注意力全然地安住在那里。（教师停顿一会儿，允许学员感受呼吸带来的身体感觉。）

你可能会发现，当以这种方式注意呼吸时，注意力会转移到想法、声音或身体的其他感觉上。这很正常，这就是思维的运作方式。一旦你注意到这一点，把注意力带回到呼吸的感觉上，任何明显感受到呼吸的身体部位都可以。以这样的方式练习创造了一种可能性，将对呼吸的关注作为锚点，活在每个当下，一刻接着一刻，而不是懊悔过去和担忧未来。（这个邀请是为了提醒学员了解练习的意图，把注意力不断地拉回来是正常的，并将这样一份全然地关注带入日常生活中。）

在接下来的时间里，继续以这种方式练习……让呼吸在意识的"前台"，留意注意力何时离开呼吸，在那一刻清醒过来，然后慢慢地把注意力拉回到呼吸的感觉上。（教师在这里再次停顿，让学员继续练习专注于当下。）

再过一会儿，我们就要结束静坐冥想练习了。请睁开眼睛或扩大视线，花一两分钟观察房间内周围的环境。（教师强调练习前和练习后的所有环节都是值得我们觉察和关注的。）

在上面的例子中，教师设置练习的方式是有意识地关注，这就为大家从行动模式过渡到存在模式创造了先决条件。教师使用邀请性的、充满善意的语言，并保持一段时间的静默，允许学员全然地关注。引导学员将注意力集中在呼吸时身体的感觉上并将其作为锚点，以一种不加评判的方式说明注意力移动是很正常的。这一点很重要，因为引导语带领学员以善意的态度应对走神，而人们常常认为走神就是失败的表现，这经常导致对自我严厉的批评。从开始发现自己走神，到稳定注意力，然后保持对体验的开放觉察，无须做其他的努力，并将此过程常态化。

开放觉察

虽然教师会在前几周的课程中引导学员集中注意力（全然地关注），但在后几周的课程中，将逐渐引导学员将注意力扩展到开放觉察（也称为无拣择觉知）。再次强调，这是一种接纳所有感觉的练习，因为感觉会出现、持续，然后消失。处理想法、情绪的方式与处理其他感觉焦点没有什么区别，并被描述为心理事件或感受。开放觉察的其中一个部分是依次觉察自己的内在和外在体验，追踪体验的升起和消失。总而言之，就是觉察自己与体验的关系，无论自动反应、平常心，还是漠不关心。

教师如何体现并教授开放觉察练习？教师在第四周课程（"辨识厌恶之心"）中带领学员进行静坐练习时，这一点最容易体现出来。下面的摘录是这个练习的后半部分。

……先把注意力依次放在呼吸上，然后是声音，现在转移到想法上。就像你觉察声音的来来去去一样，注意想法的产生、持续和消失。将想法作为锚点，就像觉察心理感受一样。无须搜寻想法，也不用引导想法，允许想法在大脑广阔的空间中来来去去。（教师停顿一下，让学员练习。）

当你发现自己陷入或迷失在想法中时，退后一步，把这些想法当作心理事件来觉察。看着它们出现、停留，然后消失，被其他的想法取代。（停顿）

留意是否出现了一连串的想法，或者没有任何想法，这种觉察想法的方式也许是困难的。在这种情况下，想象自己站在岸边，看着河水流过，有时轻柔而缓慢，有时湍急而有力，这种想象可能会有帮助。如果说思绪像河流，那么单个想法就像浮在水面上的小树枝或树叶，带入你的觉察，看着它们经过。偶尔你会"上钩"，陷入一连串的想法中，直到你觉察到这已经发生了，才会回过头观察思绪的流动。（在 MBCT 中，我们很少使用比喻，因为这可能会驱使概念化和思考。然而，比喻在鼓励我们与想法保持一段距离及转换视角方面很有帮助。因为如果没有这样的想象，这可能会很困难。）

有时候，想法可能会伴随着强烈的情绪；当这种情况发生时，请尝试觉察。如果任何想法带来了强烈的情绪，无论愉悦的还是不愉悦的，像觉察任何感觉一样，请尽你所能觉察这些想法和情绪，看着它们出现、停留一段时间，然后消失。在这些时刻，轻轻地对自己说："悲伤来了，快乐在这里，这是挫折、烦恼、快乐。"如果想法引发的情绪特别强烈，把注意力集中在表现出兴奋、紧张或发热的身体部位。觉察身体的感觉，注意它们出现在身体的哪个部位，观察这些感觉，将吸入的空气带入这个身体部位，在呼气时感受这一身体部位被软化。

现在，选择放下任何一个锚点，如呼吸、身体感觉、声音、想法或情绪，保持对所有体验开放的觉察，无论内在的还是外在的。不把注意力转移到任何地方，而是接受任何体验和感觉。注意体验的变化、升起、停留一会儿，然后离开，或者被取代。（在这里，教师引导学员以一种接纳、开放和毫不费力的态度去体验。）

在这个练习中，我们正在觉察一切体验，觉察声音、想法、情绪和身体感觉，包括呼吸。（教师允许长时间的停顿，以便学员练习。）

毫不费力地安住在觉察中。清醒地坐在这里，呼吸，活在当下……现在把注意力集中在呼吸时身体的感觉上……如果你一直闭着眼睛，请睁开眼睛，或者睁大眼睛，把注意力集中在接下来的几个时刻，用任何你感觉有帮助的方式移动身体。

在上面的例子中，作为发展观察者立场的一部分，教师将注意力从最初对呼吸的觉察，转移到一个越来越广泛的领域，包括对身体、呼吸、声音、想法和情绪的关注。然后，教师引导学员从集中注意力过渡到开放觉察，这是对整个体验保持开放的态度。这个练习的意图是提高对所有体验觉察及如何与体验联系在一起的能力，有助于学员提高接受体验的能力，减少自动化反应，具身体现对无常的理解。这对学员会产生重要的影响，帮助他们更早地觉察消极的想法和情绪，这是发展如何巧妙地做出回应的核心。

在这一点上，教师通过使用以下引导语具身体现开放觉察："当我们坐在这里时，留意任何体验，觉察声音、想法、情绪、身体感觉，包括呼吸。不用把你的注意力引向任何地方，不要寻找或抓住任何东西，而是接收各种感觉。注意体验和感受的流动，这些感受出现、停留了一会儿、离开，又被其他感受取代。"教师可以运用比喻，如想象想法是天空中的云朵或河水中顺流而下的落叶。作为一个观察者，去觉察体验，而不是成为编造自我故事的主人公。

辨别力

辨别力是保持在当下的第三个组成部分。它被看作一种以善意和悲悯的态度回应所有体验的能力，引导我们如何做出巧妙的回应，即使我们正在经历自动化的反应。这种能力是在正念练习中培养出来的，然后通过家庭练习和以探询的方式回顾家庭练习将其应用到日常生活中。学员被引导学会暂停，留意和接受正在发生的任何事情。在一些练习中（如回应版 3 分钟呼吸空间加行动步骤），教师引导学员发现他们可以选择继续练习、保持对当下的觉察或转移注意力来照顾好自己。这样的练习为学员提供了一种简便的方法，帮助他们辨别如何应对生活中的挑战。当教师以这种方式处理具有挑战性的时刻时，将会为学员提供一个安全且巧妙地忍受激动情绪的容器。学员也会将这种方法应用到日常生活中。

例如，在第七周课程（"如何更好地自我照顾"）中的"滋养和消耗练习"中，学员花时间分解一天中将要发生的事件，并将其分为滋养（培养）、消耗（耗能）和中性活动。然后，请学员分别计算滋养和消耗的活动数量，进行反思并留意是否有意外发现。在团体讨论之后，询问学员有没有机会增加滋养的活动并减少消耗的活动，或者改变态度是否有用。这个练习是一种自我照顾、慈悲及辨别在特定时刻可能需要采取什么行动的关键。它将正念练习和巧妙地回应结合在一起，无论在态度上还是行为上。通常，学员会发现他们的日常活动是无法改变的，而改变态度则可以改变自己和体验之间的关系，这就是练习最有用的地方。例如，当注意到做晚饭是多么消耗精力时，一名学员说自己是多么讨厌做饭。在这个练习中觉察到这一点，学员就可以退一步考虑如何以不同的方式看待做饭这件事。首先，学员可能意识到的是，自己在忙碌一天且很疲惫的状态下做晚饭。其次，学员注意到当不着急时，自己很享受做饭。最后，学员决定在开始做饭之前给自己泡杯茶。这使学员可以暂停自己的自动化反应，并看到不需要立即采取行动。这名学员可以按照自己的节奏平静地做饭，这可以减轻自己原本会感受到的烦躁和疲惫。这提供了一个自我照顾的时刻，并为将正念带入日常生活中创造了可能。

　　在这个过程中，学员开始接受这样一种观点，即他们可以选择如何在生活中建立与体验的关系。这是从觉察、暂停和将正念觉察带入习惯模式开始的。在面对困难的想法和情绪状态时，培养辨别力可以赋予学员和整个团体以力量。这就是行动的智慧。教师如何展现辨别力与具身体现的关系？就像上面的例子一样，教师可以通过暂停来关注自身的反应，再根据学员们的分享和回应决定什么时候说话及该说什么话。

　　例如，在第二周课程（"活在头脑中"）中的身体扫描练习后，一名学员说："当向上扫描身体时，我感到很恐惧。"当学员对体验感到不安和担心时，教师可能会倾向于立即安抚、给出建议或告诉学员跳过这个身体部位，而没有意识到教师自身的反应可能决定了学员的反应。教师通过暂停片刻并注意到这些反应（特别是注意到自己的身体感觉、想法、情绪和冲动），带着辨别力做出回应，这也与课程意图相一致。

教师：你第一次注意到这种恐惧是什么时候？（"什么时候"的提问引导
　　　学员全然地关注体验并加以探索。）

学员：当我们扫描完腹部，并过渡到胸腔时，恐惧更强烈了。

教师：然后发生了什么？

学员：当我们扫描完胸腔时，没有那么恐惧了。

教师：好的。所以，你觉察到了强烈的恐惧感及恐惧感减弱。（开放觉察）

学员：是的，但恐惧还在这里。有一个类似的场景，我试图弄清楚这意味
　　　着什么，以及我为什么会这样。奇怪的是，当我选择与恐惧及这些
　　　感受待在一起时，练习变得更容易了。

教师：谢谢。

在这里，教师和学员待在一起，停留在学员所处的状态，而不是一味地讲解或继续自己的议程。当学员表达痛苦时，对教师来说这可能会很困难，因为不知道学员接下来会讲什么。在这种情况下，教师使用辨别力、具身体现出信任的态度，保持与学员在一起，温和地把控住整个过程，营造安全的氛围，相信学员的自主学习能力，并展现课程的主题。在上面的例子中，确保学员能够全然体验整个过程，然后允许他们反思所学到的东西，保持正念和活在当下，这与忙于解决问题或沉浸在担忧情绪不同，教师通过回应学员的分享，呈现了两者之间的区别。

这反映了 MBCT 课程的一个重要主题——通过与具有挑战性的时刻相处，将自己暴露于困难之中并看到它们的变化（如果发生变化或发生变化的时刻），做到体验而不是概念层面的理解。记住这一点，教师就能把这一教学要点融入关于练习应用的讨论。辨别何时把学员的分享整合到教学要点中，取决于目前课程到了哪个阶段，本周课程的主题和意图，学员已经学到哪些内容，以及如何把学到的内容融入日常生活。如何保证并加强这个过程的进展是教师发展自身辨别力的一部分。

在应对具有挑战性的消极思维模式时，教师和学员的好奇心、善意和悲悯心等基础态度提供了强有力的支持。这是至关重要的，因为这为我们通常遇到这种困难时刻提供了一种不同的解决方法。

教师通过鼓励学员带着善意的态度觉察想法、身体感觉、情绪、呼吸或声音，并接纳任何体验，帮助他们试着与不断变化的感觉待在一切，从而减少对任何体验的“掌控”。这种觉察体验的方式增强了对体验的关注，并扩大了对内在和外在体验的感知维度。学员可以放下任何倾向性，带着好奇心、善意和悲悯心应对所有的感觉。这就是平等心，并在下面的摘录中得到了证明。在

第四周课程（"辨识厌恶之心"）的静坐冥想练习后的讨论中，一名学员在练习中表示感到无聊。

> 学员：我感觉很不好。我感到很无聊，也很容易被激怒。我一直在想冥想练习什么时候会结束？到底还有多长时间？对我而言，集中注意力很困难。我从来都不是一名好学生。我觉得冥想不适合我。

这名学员已经脱离了当下的体验，陷入对想法的描述和评估中，并产生了认同。

> 教师：那么，能否讲讲这种无聊的感觉？你是怎样知道自己感到无聊的？
> 学员：我感到坐立不安。我不停地睁开眼睛，环顾四周。我看了看表，记不起我们是什么时候开始的了。
> 教师：有这种坐立不安的感觉……你是如何知道自己坐立不安的？
> 学员：我一直在改变身体姿势。我觉得不舒服。

教师很容易被大量的信息淹没，也许不知道如何贴近当下的体验。到目前为止，通过询问更多的信息，教师在引导学员觉察体验，他做得非常棒。让我们看看教师接下来会做什么。

> 教师：好的，所以我们留意到了很多不那么轻松的感受：无聊、焦躁、坐立不安和不舒服？
> 学员：嗯，如果这就是正念，我想出去！（他在笑，大家也在笑。）
> 教师：（笑）是的。有时正念练习就是要与这些挑战性的时刻待在一起，探索并善待那些困难的感觉。就像你所做的那样，我们和这些困难

的感觉待在一起的时间越长，我们就越有可能对这些体验保持好奇心，并发展出善意的态度。你本可以起身离开，但你留了下来。

教师设法忽略这名学员对自己不是一名好学生的叙述，而是饶有兴趣地解释了困难的本质。记住，第四周课程的主题是"辨识厌恶之心"。在探索的关键时刻，教师还表达了对学员的经历保持友好和善意的想法，并将这种态度带入觉察中。

这一学习过程对学员来说并不容易，而教师在回应学员之前的等待是有帮助的，因为这时学员正在努力理解何为正念练习，并吸收当下所呈现的相关信息。教师懂得这些时刻的重要性，也意识到此时等待的作用，帮助学员觉察当下可能需要面对的体验，并学会以第三方视角来观察，看到体验的升起，而非解决问题。这时教师可以选择多种方式做出回应：要求澄清，让学员主导，进行反思式对话，让学员在自我体验层层展开的过程中充分觉察。

当教师越来越有经验、技能越来越纯熟时，教学就变成了大家共同参与，并成为正念练习本身，从而通过全然地关注、开放觉察和辨别力将冥想练习现代化。在练习中保持对当下每一刻的觉察是首要的，教师没有必要控制这个学习过程——可以作为一个向导，但绝对不可以成为一个控制者。这是一个不寻常的教学环境，但这是本书的前提之一，也是我们希望所有正念类课程教师探索的地方。

我们建议把 MBCT 教学作为一种当代的正念练习。为了总结本章和上一章的内容，教师必须理解一些特定的要素，以便能够将带领 MBCT 课程作为一种练习。我们列出以下几点，帮助教师更好地具身体现正念临在：

- 对基础态度的体悟和理解；

- 理解痛苦的普遍性及所有现象会不断变化的本质，弱化对固有的自我意识的认同；

- 保持在当下，带着好奇心对层层展开的体验进行追踪和探索；

- 练习全然地关注、开放觉察和辨别力；

- 帮助学员提高切换到存在模式的能力，正念觉察当下的能力，能够追踪体验以增强自我觉察，更好地调节注意力、情绪和行为；

- 示范并支持学员对任何体验保持开放并全盘接收（平等心）；

- 将善意和悲悯心放在首位。

本章小结

在本章中，我们重点讨论了具身体现，以及如何帮助教师培养具身体现正念临在。这有别于说教的方式，不是试图掌控或诱发教学要点，而是成为一个向导。教师具身体现正念在于发展出带领团体的能力，能够带着全然地关注、开放觉察和辨别力，有意识地觉察与自己、他人、生命的关系。通过活在当下，培养善意和悲悯心来迎接具有挑战性的想法和情绪，我们就可以更好地坦诚相待。当我们学会专注于每时每刻，就会对内在和外在环境有更多觉察，更少被自动化反应控制。这样，无论在课堂上还是在课后，我们就可以更有意识地和巧妙地回应想法、感觉和行为。我们认为，学员能否做到这一点，取决于教师个人的具身体现、探询技巧及追踪学员当下体验的能力。

教授正念是一个迭代的过程，教师会在带领课程的过程中不断做出调整。

通过教师本人的正式和非正式练习，会体现出正念的基础态度，以及体验的教学模式，MBCT 教师将会受到正念不断变革的影响，并能够引导学员进入这一过程。教师体现了正念临在、悲悯心、自我反思和谦卑等特质，比起滔滔不绝地讲解这些特质和态度，教师的具身体现更有力量。

第八章

在探询中进行反思式对话

"探询"是教师和学员在正念练习和认知训练之后进行的对话。探询在正念类课程中处于核心地位，聚焦于对学员体验的探讨。然而，与 MBCT 课程中的其他部分相比，探询却得到相对较少的关注。到目前为止，讨论或研究探询的文章很少。克兰等人（Crane et al.，2015）曾发表了一项定性研究，分析了资深教师进行探询的过程。然而，其他相关文献只出现在各种正念类课程的指导手册和相关图书中，并且只是对探询进行相对简短的描述（Brandsma，2017；Crane，2008，2017；Woods，2010；McCown，Reibel，Micozzi，2011；Segal et al.，2002，2013 Santorelli，2016）。这可能在一定程度上反映出探询很难被概念化，并让整个反思的互动过程集中在体验上，而探询过程本身就具有流动性，因为这取决于学员如何表达自己在团体中的体验和学习。

探询有很多定义，包括"调查""参与式对话"（Crane，2008）；"对话和探究"（Santorelli，2016；Woods，Rockman，Collins，2016）；"一系列的轮番讨论"（Crane，2017）；一种善于提问和对话的独特技巧，包括"来回交换角色"，同时"保持开放的空间"（Santorelli，2016）；或者"对个人练习……反应……模式和它们的含义的探索"（Brandsma，2017）。正如克兰（Crane，2008）写到"这是教学的一个关键方面……因为它有助于将正念练习中产生的直接体验'转化'为学习所得并应用到生活中"。正如我们看到的，关于什么是探询、如何带领探询、探询是否可以被明确地教授（Santorelli，2016 Crane et al.，2015）、探询是否有一个固定的结构框架（Brandsma，2017），人们几乎没有达成共识。在本章中，我们将对 MBCT 课程中的探询部分做进一步的阐述，通常这被认为是最难学习的部分（Segal et al.，2013；Crane，et al.，2015；Woods，2010）。

我们认为探询的过程是一种反思式的练习，体现了第六章和第七章中对教师临在状态的描述。在 MBCT 课程中，探询首次被解释为对练习的反思。它包括两个阶段，第一阶段是描述实际的亲身体验，第二阶段是对其进行评价（Segal et al.，2002，2013），随后这一过程被克兰（Crane，2008）更正式地描述出来，是一种需要学习的练习或技能，包括三个层次：第一个层次是识别或注意当下的体验；第二个层次是将注意力放在明显的身体感觉上（与自动化的反应过程相比，身体是否有明显的感觉），然后追踪层层展开的体验；第三个层次强调整合并理解正念是如何预防抑郁和焦虑复发并保持良好的身心状态的。（参见《抑郁症的正念认知疗法》第二版，其中的探询使用库伯的体验模型，包括体验本身之后的三个层次：回顾反思、情境和邀请。）

在本章中，我们将讨论作为教师和学员们之间的一种"反思式对话"，探询是如何支持在正念练习过程中针对产生的体验进行探索的。探询是 MBCT 课程的一部分，而正念的临在状态是最有活力、充满互动性和最难体现的部分。这是练习的核心所在。

一种反思式的对话方式

我们之所以选择"反思式对话"作为"探询"一词的补充，是因为我们认为它是在教师和学员的互动中发生的一种更加亲密的表达方式。对某个事物进行"反思"是一个涵盖了观察、检验和回顾的过程。这个过程与反思式对话有关，一方主动表达，另一方则接收信息。主动表达的是 MBCT 教师，通过对话引领整个互动过程，而在对话中，学员得以回顾之前的体验并将其内化。在正念练习中，通过内在的视角观察、探索及回顾，可以让学员们培养出一种在生活中应对有挑战性的想法和情绪状态并最终做到自我照顾的技能。

以反思为焦点的"探询"是专注和冥思的一种正念表达，这代表了正念的基本原则和态度，加强了教师和学员的一种能力，即在任何时候都能对正在发生的事情保持关注（Wods，2010；Sanatorelli，2016；Woods et al.，2016）。这包括三个部分：专注于当下，具身体现基础态度，并以当代的方式传达前几章所描述的三种"存在印记"——生命是不完美的（对现状的抗拒）、无常的（没有什么是永恒的）、无我的（事件和体验不是某个人的，而是取决于情境且是普遍的）。

与学员进行对话的目的，是支持他们对正念练习、认知训练、家庭练习及正念在日常生活中的体验进行回顾。这一互动的过程使用了一系列开放式的提问、觉察、引发好奇心及回顾分享。我们探索的对象是对直接体验的关注（及人和体验的关系），体验的组成部分、特质和时间性质，并将在探询中所学的知识融入日常生活。通过这一过程磨炼学员描述直接体验和反思刚刚发生事情的技能，而不是叙述事情发生的经过（展开自己的故事），从而帮助学员减少对体验的认同。探询过程的核心是帮助学员发展出一种能力，即能够从内在和外在双重视角学习和觉察，而不是被过度的情绪淹没或过度认同。将充满变化的体验当作一种"感觉"（包括想法和情绪）。这样学员就不会执着于讲述自己的故事，叙述的重要性也会降低。当然，这与 MBCT 课程的设计意图直接相关，MBCT 帮助学员减轻抑郁和焦虑带来的痛苦，并使他们具备预防疾病复发的技能。MBCT 帮助学员了解到他们的体验和问题不是个人化的，而是普遍性的。教师在阐述探询的反思特性时，有一个潜在的陷阱，就是倾向于将探询过程的结构或方法（通过提出具体的、分层的问题）与反思本身的特点混为一谈。也就是说，教师容易对学员那些具体和个别的体验进行问答，而不是用探询的方式微妙地引导学员关注、追踪、整合体验，或者理解这段体验。这是探询的方式与学员进行反思式对话的方式之间的区别。我们认为，在某种程度上，正是这种倾向性造成了在练习中的一些困难和混乱。下面我们采用克兰（Crane，2008）确定的三个层次作为讨论"探询"的切入点。

探询的框架：三个层次

我们认为，探询的三个层次——识别或留意体验、随着体验的展开追踪其组成部分的能力、将这种体验整合到个体对正念的理解中及如何预防抑郁和焦虑并保持身心健康——对最初学习如何通过提问和回顾来引领探询是有用的锚点。

这三个层次的框架有助于教师对探询过程的思考和理解。它也体现了正念的基础态度和原则，其核心是对团体中表达直接体验的理解。然而，它确实把教师的提问置于机械化或死记硬背的风险中。对 MBCT 新手教师而言，通过浏览三个层次及对相关的问题的思考来促进探询，类似在第一次学习引导冥想时使用脚本，而并非从自己的练习出发。但随着时间的推移，作为一名 MBCT 教师，你将会把探询的过程内化成一种个人的正念练习。

第一个层次：你注意到了什么

如文献所述（Segal et al., 2013；Crane, 2008），这些层次发挥了启发式的作用，帮助教师和学员发展出一种共同的语言，在这个过程中回顾在正念练习或认知训练中发生了什么。它还提供了一种结构化的方式帮助人们思考这个过程，特别对正念新手和那些正在接受培训的教师。第一个层次的问题旨在帮助学员认识到在他们面前呈现的是什么。学员经常被问到，"你在这个体验（正念练习或认知训练）中注意到了什么"，这反映了"好奇心"这一基础态度。学员通常会对他们的偏好（他们喜欢什么或不喜欢什么）进行评论，或者分析假设因果关系（发生这种情况是因为……），即使教师可能特别询问了学员的体验本身。也就是说，学员会自动进行分析，而不是按照教师要求的那样描述体验。当一名学员对练习中发生的事情提出了很多想法或解释时，教师可以用一般性的评论来回应，"哦，你留意到有很多想法出现了"或"这是一个想法"，然后把学员引向这个问题：你注意到了什么。教师的其中一个目标是向学员强调进入叙事是多么容易，并鼓励他们将注意力带回到直接体验上。学员还会意识到，他们进行消极自我评判或任何评判的频率有多高，以及这种评判对情绪和行为的影响。例如，一名学员说，"我是一个糟糕的冥想者"。教师回答说，"听起来有一些评判在里面。当你注意到这种评判时，你有留意到有什么情绪或身体感觉吗？如果有的话"。这样，教师就把苛责的自我评判和情绪联系起来了。

觉察并学会关注所有的体验是 MBCT 课程所教内容的一个重要元素。对长期冥想者和正念类课程的学员的神经成像研究证明，这样的练习能培养个体对当下感觉的注意力，暂停对体验的直接评判或叙述。这些研究表明，在应对情绪挑战时，人们对与叙事自我聚焦和焦虑反应相关的皮层中线区域的依赖更少，这有利于叙述和感觉神经通路之间的平衡（Farb et al.，2007；Farb，Anderson，&Segal，2012）。

这意味着学员能够学会在需要的时候打断思维反刍或充满焦虑的想法，从而将注意力转移到身体感觉上，学会觉察和描述实际体验，而不是迷失在自己的想法或结论中。这就是从叙事自我参照（讲故事）转换到体验自我参照（对当下体验的描述）。最终，在探询的第一个层次中，学员对所有体验保持觉察的能力开始提高，无论这个体验是快乐的、困难的，还是中性的。

虽然上述研究可以帮助教师理解，当学员出现困难的体验时关注身体是十分重要的，但同样重要的是要认识到，在探询中，我们关注的是学员的整体体验，其中包括对想法、情绪、身体感觉、行为和行动冲动的关注。对身体感觉的关注只是初步的训练，而教师还必须识别在探询过程中出现的其他感觉和体验。MBCT 新手教师在探询中对身体的关注过于简单化，通常是狭隘且机械地集中在身体感觉上。

第二个层次：这种集中注意力的方式有何不同，然后发生了什么，再然后呢

第二个层次的问题是要求学员反思他们是如何应对不同的体验的，自己与觉察到的这些体验之间的关系，这与自己平时关注事物、吃饭、活动身体时的方式有何不同。这个问题其实也在询问学员，以正念的方式关注事物有什么特别之处。这是为了帮助他们认识到，除了自己通常使用的方法外，可能还有其他方法与体验联系起来。

在学习了前几周的课程后，教师就可以不再使用一些问题了（如这有什么不同），因为学员已经理解了正念并了解到还有另外一种关注事物的方式。从这时开始，通过询问"然后发生了什么，再然后呢"展开探询，强调关注每一刻内在的、连续的、层层展开的体验。它的目的是提高学员密切关注自己的体验、追踪这些体验并认识到体验的各个组成部分之间的关系的能力。这些组成部分包括想法、情绪、身体感觉、行为和行动冲动。

探询的第二个层次的核心特征是，让学员对习惯性的思维方式形成一个新的视角，并增强对突发事件的觉察。教师强调这些组成部分可以帮助学员解构体验；由此困难更容易被处理，让人们活在当下，减少陷入一连串思维反刍或强迫思维的倾向，这些思维可能会劫持情绪或使压力反应持续下去。探询的过程增强了学员的正念参与、提升其对压力的耐受力和情绪调节能力。

第三个层次：这种探询方式与预防抑郁症复发、应对困难的想法和情绪状态或保持身心健康有什么关系

探询的第三个层次是关于整合的，或者将在课程中所学的知识与日常生活及其变迁联系起来。它是关于帮助学员应用并验证已经学到的知识。在课程开始前，学员需要考虑这些练习如何能预防或减少抑郁、焦虑或痛苦；随后，他们会被问及这些练习如何帮助他们保持良好的身心状态。这意味着我们可以纯熟地做出下一步的回应来处理问题，并且这是可以通过学习获得的。因此，第三个层次的探询是充满希望的，体现做出改变的责任感。在 MBCT 和其他正念类课程的初期，这一系列提问能帮助学员在看似特殊的行为之间建立起

联系，比如吃葡萄干、身体扫描或跟随自己的呼吸，以及为什么要加入团体练习。在这些元素之间建立联系并将其应用到日常生活中，这是成人学习模型中的一个重要组成部分。

这让学员远远超越了普遍的误解，即正念练习只是为了放松或只是学习冥想。未来，学员们拥有更多的自我效能感和自我照顾的技能，正念觉察能让他们决定在什么时候使用哪种技能，这是至关重要的。它有助于建立从体验到概念的桥梁，增强学员对练习的理解和接纳。第三个层次的探询是帮助学员应用和验证所学到的知识。在下面的例子中，是教师和学员之间关于家庭练习的回顾对话，他们正在谈论第五周课程（"让事物如其所是"）中的3分钟呼吸空间练习。

教师：让我们把注意力转向3分钟呼吸空间练习。在过去的一周里，有没有人有机会做这个练习？

学员1：在过去的一周里，我经常做这个练习。

教师：是吗？

学员1：这一周我的工作很忙，在回家的路上，地铁里又热又闷。度过漫长的一天后，我真的会感到很恼怒和不耐烦。但我决定做3分钟呼吸空间练习。你知道吗？它发挥作用了。

教师：是怎么做的？以何种方式做的？

学员1：我仍然感到烦躁，甚至注意到我的肩膀和下巴紧绷，但后来我没有被这种感觉困扰，这种感觉就逐渐缓解了。

教师：（转向大家）这很有趣。那么，大家觉得这个练习有什么用呢？

学员2：我想这表明你可以在任何地方练习。有时候，我的问题是要记得去练习。

学员 3：我在和孩子们说话之前会练习！

学员 4：我马上要去看牙医，我会在治疗椅上练习。

（大家哄堂大笑）

随着课程的展开，教师将从探询的三个结构化层次转移到反思式对话，这将更加具身体现教师个人的正念练习。教师不再使用这三个层次，而是把五大改变要素作为一个概念框架来推动对话的展开。在完成一次冥想练习后，当教师聆听学员的反馈时，会将每次课程的主题和流程（大纲）牢记于心。当学员思考过去或未来（正念练习）时，教师总是会让学员回到那个练习本身。在正念练习和认知训练中，教师帮助学员与日常生活建立联系，在探询的过程中观察学员之间的互动，加强个人学习并促进学员之间的相互学习。带来改变的第五个要素，即教师具身体现正念临在，贯穿始终。

在任何给定的课程和练习中，结构化的探询方法要求教师需要关注课程的主题、原理、意图和练习技巧，以帮助自己锚定注意力和探询。此外，在课程的早期，教师会强调"水平探询"（收集多名学员的广泛反馈）。而在此之后，特别是当遇到困难状况时，更经常使用的方式是"垂直探询"（深化与某一名学员的对话）。

作为探询所包含的一些特征的指南，我们认为以下几方面很重要。

- 教师积极参与并能具身体现正念练习的态度。

- 教师不会刻板地盯着流程，而是轻松地面对不确定性因素，并承认不知道团体中可能出现的情况。

- 教师学会跟随学员的反应，对大家的言语和非言语表达保持敏感，从而更好地引导他们。

- 在学员诉说时，教师积极聆听而不是格式化地做出回应。

- 教师不断地问自己："我听到的是什么""我真的理解这名学员所说的意思了吗"，并再次检查自己的假设，必要时要求学员加以澄清。

- 教师倾听学员的叙事、期待、解读和解释，当这些情况出现时，温和地打断或提醒学员留意自己习惯性地看待体验的方式。

- 教师与某名学员对话时，同时留意课堂中的其他学员。

- 教师可以引出课程的主要关键点，帮助学员理解正念练习或认知训练的基本原理或效用，因为这些练习可以应用于生活中并应对困难的想法和情绪状态。

- 教师带着好奇心帮助学员提升觉察力及在痛苦事件发生时对其保持宽容。

要想掌握所有这些技能恐怕很难，尤其当我们第一次学习探询时——当我们从概念的角度理解或处于行为模式中时，或者当我们试图掌握它的形式时。就像在打太极或练其他武术时，有一种外在的形式，这是学习这个练习所必需的，一旦有了外在表现形式这一基础，所谓的内核自然就会出现。所以，反思式对话就是探询的一种有益的外在表现形式。内核则是好奇心，积极倾听的能力，识别非个人的、不完美的、无常的事物并与之相处的能力，含蓄地引导学员也这样做——这些都来自具身体现正念及其表达方式。

从概念到反思

好奇心是教师带领探询及学员学习正念练习的最佳盟友，是假设、快速判断及渴望确定性的解药。当我们对自己或他人的体验感到好奇时，就会对正在发生的事情产生探索和反思的兴趣。这是将反思付诸行动的一个很好的例子。对教师的要求之一是要懂得自己并非无所不知，在带领探询时具身体现初心，同时不执着于某个特定的结果。

通过将好奇心作为探询的框架，教师引导学员用语言描述体验、回顾并表达个人见解，最终这会使整个教学更加丰富。这可以通过对体验的内容、地点、时间和方式的开放觉察和对当下的关注来证明。我们通常不去解释"为什么"，因为这总是会把我们从对体验的描述带入分析中。教师尽力帮助学员提升在练习中保持专注的能力。这就避免了学员快速进入对过去或未来的思考，或者寻找事情发生原因，或者根据某个体验得出结论，而这个结论往往是错误的，并会因此而变得更加固执己见。

虽然是开放式的提问，但通常问题很简短和精练。教师尽量避免使用双重问题，即涉及两个问题但只有一个答案的问题，如"你焦躁不安吗"；还要避免使用封闭性或引导性问题，如"它改变了吗""这是你通常注意到的吗""你注意到你的身体姿势不一样了吗"。这往往会让学员从体验中脱离出来，结束对话。

下面展示了教师在探询刚刚结束的练习时如何做到保持当下。

- 教师等待，倾听学员的反馈，并有选择地回应，提高学员对体验的描述的能力。

- 教师在适当的时候强调课程的关键要点。

- 教师帮助学员提高描述和追踪自己体验的能力，这个描述体验的过程将强化参与课程的价值。

- 教师请求学员允许继续探询，尤其当学员遇到困难时（采用垂直探询的方式）。

- 教师经常对学员能做出反馈表示感谢。

教师需要记住"少即是多"，只需跟随学员的分享，同时温和地确保对话在正确的轨道上展开，贴近直接体验并与课程主题相关联。教师在思考或回应学员的反馈时要保持谨慎，不需要对每名学员的反馈都进行讨论，而是让那些反映直接体验的反馈自然呈现。教师表现出的耐心的参与体现了具身体现。教师应尽力避免将自己的偏见、对结果的执着或按部就班的课程流程带到学员的体验中。

最后，教师在练习中亲自示范对探索体验保持开放的态度，在提问时保持好奇心和友好的态度。任何体验，无论"好"与"坏"，都不能凌驾于他人之上。这并不意味着有些问题不需要处理：辨别是否、何时及如何处理这些问题是教师需要考虑的，尤其涉及安全问题时。

积极倾听

在反思式对话中，教学的重心是倾听学员对体验的关注和解构，因为他们描述了在练习中依次注意到的东西（追踪）。因此，在这种情况下，更强调描述体验而非叙事和解读，以帮助学员中断思维反刍及无尽的担忧。因此，反思式对话需要积极倾听。这意味着教师非常关注学员，有需要的时候请学员澄清所分享的内容。教师能够回顾、转述并谨慎地使用总结。

下面的例子说明了在正念练习中，教师所拥有的描述和追踪体验的能力，当一名学员说："我注意到，当你让我想一个困难场景时，我感到焦躁不安。我的下巴紧绷着，我感觉有点恶心。当我把注意力放在胃部时，感觉更难受了。然后这种感觉开始减轻。当你说把呼吸带入难以忍受的身体感觉时，我照做了，这种感觉改变了，虽然还是有一点。"学员的注意力仍然集中在身体感觉的变化和消逝上。通过保持这种专注，学员发现身体难受的感觉确实会过去。

迷失在叙事中的学员会形成鲜明的对比，比如"我想起了昨天和领导的争吵，我意识到他是个混蛋，于是我开始想我应该辞职。那我要怎么赚钱呢？我注意到我的胃不舒服，我很紧张，可能是因为我太生气了，今天上课前我喝了很多咖啡。咖啡总是让我发抖。我想我应该停止喝咖啡"。

倾听的另一个重要方面是教师如何把觉察带入学员的不同反应或态度中。教师也会注意到多种体验，包括想要的、不想要的和中性的，并留意到学员与这些不同体验之间的关系。团体中的个体是如何转变自己的反应和态度以帮助自己识别和防止消极的思维和情绪状态，是改变自己与困难之间关系的重要组成部分，尤其是那些无法改变的困难。

与不完美、无常和无我在一起

作为一种反思式对话，教师应在探询中应用对三种"存在印记"的理解，我们在前文中概述并讨论过这一点。人们倾向于认为生活应该是完美的，我们的"自我"是具体而永恒的，所发生的一切都是个人化的。对教师来说，在实践探询的过程中能倾听和识别这些主题很重要：如何向学员提问，又如何针对学员的反应做出反馈。这是因为我们会从不同的角度描述所经历的苦难，包括但不限于我们对苦难产生的抗拒。教师可以通过倾听这些时刻，帮助学员改变与困难之间的关系。例如，"我太没耐心了""我太无聊了""这太好了，我不想结束""这不应该发生""我不应该有这种感觉"，所有这些陈述都是围绕着抗拒事物本来的样子，认为它们应该是不同的，并希望事情能有所不同。

同样，思维反刍和担忧是抑郁和焦虑的一部分，它们可能被视为可以摆脱或解决困难状态的思维习惯，正如一个人认为自己可以摆脱所有困难状态一样。一段反思式对话能够温和地引起学员对困难、抗拒和心理活动进行注意和觉察。通过这种方式帮助学员理解正念练习可以帮助人们探索这些困难状态下的体验，从而提高其情绪的灵活性及增强复原力。

下面的对话节选自一个正念练习之后，这个练习专门针对第五周课程（"让事物如其所是"）中的困难情境。

学员：我的领导告诉我，为了完成一个项目我必须加班，我开始感到恐慌。

教师：这是在练习中出现的吗？（把学员带回到练习中）

学员：是的。我开始感到焦虑，下巴紧绷，胃里打结。

教师：然后发生了什么？（追踪）

学员：我与身体感觉在一起，用呼吸和这种感觉相处。我注意到，身体刺痛并未增加。我意识到，虽然事情可能不会变得更好，但可以使它不会变得更糟糕。

教师：所以，你能够忍受身体中具有挑战性的焦虑和紧张感。然后，当你能够做到这一点时，你意识到它不会消失，但你可以忍受它，而不让情况变得更糟。（强调在练习中转向面对困难，和困难待在一起，允许困难存在，并且情况不会变得更糟糕。）

在这里，教师正在与学员一起回顾这种反思是在刚刚完成的练习中出现的，并要求学员对体验进行进一步的觉察，加强学员追踪和保持在当下的能力，培养他们在面对挑战时保持平静的能力。

下面的例子展示了教师以一种具身体现的方式帮助学员与困难共处，反映了一切事物都处于变化中，以及我们常常将事件个人化的情况。我们倾向于减少不确定性并试图控制这种变化。这在学员分享自己的抑郁症状时会表现出来。

学员：我总是很沮丧，我永远不会好起来了。我是一个抑郁症患者。（对教师而言，这是一个关键时刻，因为这可能会将学员固化的思维再次凸显出来。教师对此的反馈可以有很多种，而其中一种方法是将个人的想法外化。）

教师：这是一个值得关注的想法。在练习过程中，你还发现了什么？

学员：（停顿了一下，看起来很困惑，若有所思。）我注意到我很难过，我的肩膀和胸部紧绷着。

教师：好的，有一些思考，有一些悲伤，还有身体感觉。然后发生了什么？（将体验拆分为各个元素）

学员：然后，我听到引导我们关注整个身体。我的肩膀没有那么紧绷了。

教师：哦，所以它改变了？（强调这种变化和无常）

正念帮助我们理解并消化"无常"的概念。在这里，教师引导学员觉察注意力、感官和身体感觉变化的本质。鼓励学员注意身体感觉的范围（追踪），描述这些具体的身体感觉（探索），留意身体感觉在何时发生了变化，何时没有发生变化。然后，他们可以开始思考这些知识是如何帮助学员减轻痛苦的。通过密切关注自己的直接体验，他们开始发现，自己可以减轻任何一种强烈的身体感觉，而一切都在变化，无论强度、严重程度或持续时间。对无常的认知是学员对未来生活怀抱希望的源泉，并能够减少他们对无法通过思维反刍解决的问题的执着或阐述。

探询具备反思的特质，这也将让大家明白固着于自我的问题所在。"我就是这样的人"是一个常见的重复想法。虽然可以说，"我"是表达自我及前后统一地看待这个世界的必要工具，但如果过于频繁地自我认同，就会产生问题（正如前几章所述）。个体对自我的固着的看法减少了自身改变的可能性，也难与外界和他人更有技巧地产生互动。"他看我是因为我做错了什么"或"她不跟我说话是因为她嫉妒我"，通过这种刻板的视角，我们很容易忽略现实其实是我们对事件做出的一系列的解读或只是编故事，这些解读或故事取决于我们所处的环境。这样的观点是狭隘的，通常都是"以我为中心"的。

有时候，情况确实与个人有关，但人们往往会沉浸在自己的想法和情绪中。这种个人化的倾向给人一种疏远和孤立感。此外，自我意识是由条件决定的（Batchelor，1998），这意味着我们对自我的看法是由发生在自己身上的事情决定的。不同的正念练习及在探询中的回顾有助于学员们看到，他们认为"自己是谁"实际上更可能是一个流动的概念，而不是固定的概念。

在探询中，教师也会倾听学员回顾并分享共通人性的时刻，而不仅仅是分享个人化的体验。学员逐渐意识到他们并不孤单，他们的问题也不一定是针对自己的。他们会意识到个人的状况不是道德上的缺陷，而是人性的一部分，这往往会让人获得宽慰。

这意味着当教师倾听学员的回顾和反思时，不仅要引导他们觉察什么时候是个人化的体验，并在他们没有意识到的时候着重强调。其中一个例子发生在当学员沉浸在讲故事或解读他们为什么在做他们正在做的事情时，正如一名学员说，"在这个身体扫描中，我很累、很困，我的丈夫一直在打鼾，所以我想，'好吧，为什么不放下、放松，然后睡觉呢？'我觉得我错过了什么，我没做好这项正念练习"。

教师可以帮助学员减少他们的叙述，帮助他们把"给情绪贴标签""描述身体感觉"作为办法，这些办法能够帮助他们从固着的自我"去中心化"。这培养了一种观点，认为"自我"只是一个正在进行的过程，或者一个想法、情绪、身体感觉、行为或行动冲动的集合。在上面的例子中，教师可以通过这样回答把学员带回到身体扫描的体验中："所以，困意是存在的，然后是对你丈夫打鼾的一些想法，以及对自己做得不好的失望感和评判。"

除了倾听体验的普遍性之外，教师关注的另一个重点则是识别学员开始表达对"自我"观点的转变。例如，在每周一次的家庭练习回顾中，一名学员说："我通常非常讨厌身体扫描，我认为自己做不到。我不擅长冥想。事实上，平日里，我会打开冥想音频，然后10分钟后再起床。但是今天，我能够注意到一些引导语了，并想'这不是那么糟糕。也许我可以学会这个，如果很难，那也没关系'。"教师可能会说："哦，所以原来当你在家时，会有'我为何不能做好冥想'的苛责和评判，而今天你对自己要做的事情有了一个更友善、更接纳的看法。"

在探询中，教师利用 MBCT 课程的不同模块对体验的探索和解构，向学员展示了每个人都只是普普通通的人。我们既不像自己认为的那样可怕，也不像自己认为的那样美好（尽管后者对那些抑郁或非常焦虑的人来说不是一个常见的问题），放下对"自我"两面性的认知会让我们松一口气（并减少痛苦）。我们可以停止紧抓不放的固着的自我意识及匮乏感（Loy，2000）、担忧、不满、对自己的评判、对他人和世界的不满或永不满足的欲望。

本章小结

探询能够帮助学员反思体验，从一种观察的视角来看待事物，培养对困难心理和情绪状态的元认知，从而与固着的自我标签分离。培养元认知和洞察力可以将"自我"视为一个过程，这种视角可以让人有意识地回应、更加灵活并增强适应性。去中心化对注意力、情绪和行为调节至关重要。这可以减少对个人故事叙述的依赖，在表达体验时不过度认同，避免自动化反应，从而带来洞见和智慧。这就允许学员有意识地做出巧妙的回应和行动。教师和学员能够更加巧妙地识别习惯性反应的时刻，从而在应对具有挑战性的体验时拥有更多选择。

作为一种反思式对话，探询是一种基于关系的互动对话，根植于正念的基本原则。这就需要教师对他人的体验保持完全临在，对 MBCT 课程的每一周课程所体现的主题保持一定的灵活性。当教师能够在正念互动中保持好奇心和悲悯心，就能更好地为学员提供支持。为此，虽然探询的结构化能够为教师提供一个参考框架，但最终探询是体验式的，需要教师踏入未知的领域，对学员分享的任何体验保持开放，无论痛苦的、困难的、快乐的还是乏味的，都保持开放和灵活。教师具身体现对探询的实践，每时每刻都密切关注自己和学员的体验。在这里蕴含着一份自由，而这份自由来自对各种不同的体验保持探索和接纳，并通过这种反思式对话促进注意力和情绪调节。

在下一章中，我们将重点讨论教师发展的方方面面，从初级培训到高级培训，以维持其竞争力，并帮助大家不断提高。

第九章

个人和师资培训及其他

　　似乎每个人都对传播正念感兴趣。正念在西方流行的原因之一，是它在一个支离破碎、以自我为中心和崇尚个人主义的社会中提供了意义和目的。正念对将成为正念教师的人来说意味着一种存在和行动的方式，既融合了其个性化和专业性，又支持其持续的成长和发展。正念不仅在医疗体系中通过如 MBCT 等正念类课程得到推广，也通过应用程序和视频进入学校、职场及互联网。好消息是，正念正在被广泛地普及。坏消息是，这类对正念的应用可能缺失了一些至关重要的内容，即与其历史根源的联系，从而存在被淡化、被误解或被剥离其伦理基础的风险。正念和冥想练习的当代化进程引发了一些问题，比如提供什么内容、目标人群是谁及需要为通过不同方式应用正念的人提供哪些必备的培训，以保持正念教学的一致性且忠实于正念的基本原则。

　　我们坚持认为，MBCT 和其他正念类课程教学的一个重要方面是具身体现正念练习。因此，教学是一个不断持续的进程，与自己和他人都有着深刻的关联性，其基础牢固地根植于培养和坚持个人的正念练习。当然，正如之前所讨论的，技能培养的其他重要组成部分也需要加以培训，如熟悉课程大纲和磨炼关键的教学技能。在本章中，我们将讨论从最初的培训到保持教学能力的师资培训路径、教师个人正念练习的重要性及伦理之间的相互作用。

师资培训

MBCT 课程改编自 MBSR 课程。MBSR 课程的初衷是为了适用于多种情况，强调压力对生理和心理的影响（Kabat-Zinn，2013）。此后，MBSR 课程被改编为针对特定人群的不同版本，如针对受孕待产父母有了正念分娩和养育（Duncan & Bardacke，2010），针对有饮食障碍的人群（如暴饮暴食症）有了正念饮食觉知培训（Kristeller & Wolever，2011）。实际上，MBSR 课程覆盖的范围已大为拓展，包含了各类非临床的场景，如教育、职场和惩教机构。

与 MBSR 课程相同，有越来越多的证据表明 MBCT 课程的有效性（Gotink et al.，2015；Kuyken et al.，2016；Goldberg et al.，2018）。美国退伍军人事务部和美国国防部（2009）发布的重性抑郁症临床管理指南中建议，"在对复发风险高的患者（即之前有两次及以上发作、心境障碍症状缓解状况不稳定）进行持续的阶段性治疗时，建议采用 MBCT，以降低随后复发或再发的风险"。澳大利亚和新西兰皇家精神病学院的情绪障碍临床实践指南（Malhi et al.，2015）援引 MBCT 课程作为抑郁症持续治疗和预防抑郁症复发的方式。在英国国家医疗服务体系中，国家健康与卓越临床研究所（NICE，2009，2018）推荐 MBCT 课程作为复发性抑郁症患者的首选治疗方法。作为加拿大焦虑症和情绪障碍网络治疗指南的一部分，MBCT 课程作为一种循证治疗方式，被建议用于预防抑郁症的复发（Parikh et al.，2016）。

MBCT 课程也正在被改编以适用于多种情况和不同人群，并越来越多地用于医院和社区。越来越多的证据表明，MBCT 课程对有复发性抑郁发作史的急性抑郁症患者（Van Aalderen，Breukers，Reuzel，& Speckens，2014）、顽固抑郁症（Eisendrath et al.，2016）和焦虑症（Goldberg et al.，2018）有效。

此外，MBCT 课程大纲已被改编为针对有药物滥用和依赖史的人群（Bowen、Chawla，& Marlatt，2011）、有自杀风险的人群（Williams et al.，2017）、癌症引发的情绪压力（Haller et al.，2017）及许多其他病症。

随着循证基础的不断增加，对有能力提供 MBCT 课程的从业人员的需求也在不断增加。大多数 MBCT 教师都具备心理健康的专业背景，这需要数年的严格培训。关于心理治疗中的哪些因素影响治疗效果及教师的能力如何与这些因素相适应的话题，目前仍在讨论中。沙弗兰等人（Shafran et al.，2009）得出结论，较长的心理治疗方面的训练与患者的治疗效果呈正相关。一项针对正念师资培训如何影响 MBSR 课程学员身心状况的研究（Ruijgrok Lupton，Crane，&Dorjee，2018）发现，教师在正念技能培训方面花费的时间越长，其学员的治疗效果越好。

这似乎指向了一种培训的路径，一方面，意味着更长而不是更短的培训时间对培养 MBCT 教师的技能更有价值。但另一方面，针对 MBCT 课程已有一本完善的指导手册可供参考（Segal et al.，2013）。因此，人们理所应当地认为，为了能够教授 MBCT 课程，可以熟读指导手册，参加一场 1～2 天的工作坊，然后就能开班授课了。对心理健康从业人员来说，这是一种常见的继续教育培训方案，他们常常以这种方式随时了解该领域的最新进展（保持胜任力）。

然而，MBCT 课程在某些重要方面与其他西方心理学的干预方式有所不同，区别就在于"基于正念"一词。正念是 MBCT 治疗干预的关键组成部分，也是其特定哲学和心理学的基础。作为一个基于正念的课程，意味着向学员输出的大部分内容都有赖于教师能够教他们如何进行正式和非正式的正念练习，以及所学内容与预防抑郁复发和保持身心健康的相关性。

教授正念类课程涉及多个领域，因此需要教师接受正规的培训。对教师（及开发培训课程）来说，压力在于要遵守既定的课程框架并应对随时出现的突发状况。这既需要学习课程大纲的基础，又需要有机会练习正念。正念练习的重要原则之一是一切都在不断变化中。因此，我们必须将这一点应用到培训课程中，强调接受培训以成为一名正念教师始终是在不断取得进步，需要注重处理对变化、适应性、灵活性和谦逊的理解，并且学习是一个持续不断的过程。

我们不会过分限制教学的具体内容，而是概述培训路径的一些关键方面，包括其体验性及更多有关技能培养的教学特征。作为课程的一部分，我们认为带来改变的五大要素和 TRIP 是一个有价值的框架，可以将其纳入未来的师资培训课程中。

基础师资培训和督导

对初学者来说，有学习或旁听过 MBCT 八周课程的体验是必不可少的。之后，他们应该遵循清晰的课程架构接受 5～7 天的培训（Segal et al., 2013）。在这一阶段，对 MBCT 新手教师来说，培养个人的正念练习也十分重要。作为学员参加了 MBCT 课程并完成了基础师资培训课程后，受训教师可以在更加资深的教师（督导师）的指导下开展教学。建议初次授课的教师在教授 MBCT 课程时也进行 MBCT 中的正念练习，以便加深对学员体验的理解。

作为培训路径的一部分，得到一位更加资深的 MBCT 教师的指导对个人发展十分必要。为受训教师提供机会以讨论他们在教学过程中遇到的问题，并在他们学习如何带领课程时进行观察，围绕措辞、语速和每节课主题的教学重点等关键要素提供支持。师从一名担任督导角色的经验丰富的教师（一位值得信赖的向导和顾问），会起到稳定情绪的作用。如果这种关系在早期得以建立，不仅可以减少常见的教学问题，而且重要的是有助于教学技能的培养和提高，如正念练习的教学、团体过程和个人练习的管理及带领探询，还能防止偏离教学大纲。在督导师的指导下，教师可以加强对全部改变要素的学习，避免概念混淆，提供有价值的指引和监督，并推动培养和发展最佳实践和教学胜任力。

这种学徒式的督导对将 MBCT 教学作为一种正念练习来培养至关重要，因为督导师大致能够通过指导和具身体现正念临在传递正念练习。聚焦探询的过程和实践并具身体现正念练习至关重要。培养以反思式对话和具身体现正念来开展探询的能力是一个逐步成熟的过程，与理解和教授课程相比，这通常需要花费更长的时间才能融入教学。受训者通常需要在学会放下生搬硬套的公式化探询并真正理解什么是具身体现之前就开展教学。因此，这些技能很可能会在课程的尾声时才开始展现，并在之后得到进一步发展。这就是持续的督导、监督、共同教学和持续的专业培训尤为有益之处。

尽管如此，督导无法涵盖技能培养的所有方面。由于 MBCT 课程提供的是一种当代形式的正念，因此涉及有关正念的历史背景及其基本内涵的部分将非常有价值。这些组成部分可能包括佛教心理学的教学，以及如何与认知行为疗法相结合。对那些没有学习过认知行为疗法的人来说，对该干预措施的某些核心要素进行培训是有益的。最后，重要的一点是，教师应掌握科学研究的基本知识，研究神经科学对该领域的不断贡献，分析参与 MBCT 课程患者的疗效的临床研究，并探索影响这些结果的中介变量和调节变量。

保持胜任力

与从事其他职业一样，保持胜任力至关重要。寻找一个能够提供朋辈督导的其他教师社群有一定的建设性意义，因为它为教学提供了必要的制衡，并减少了偏离课程大纲的可能性。与该领域的其他人交流有助于教师感受到支持，并获得自身以外的资源。随着这一领域的发展，自适应性变得越来越频繁，一个以练习为基础的社群对在不同人群中和不同场景下推广这一课程非常有价值。例如，在多伦多正念研究中心，有一大批教师教授 MBCT 和其他正念类课程。他们每月召开一次教师发展例会，在一起静坐，讨论某个话题或回顾某名教师的教学录音。最近大家讨论的话题包括神经科学的最新进展、正念类课程教学中的多样性和包容性，以及团体教学中具有挑战性情况的探讨。

保持胜任力的其他方式包括参加行业会议，以便了解该领域的最新进展，并且有助于增进对目前所教授内容的理解。持续的职业发展是对所有从事心理健康领域专业人员的一项要求，这通常经由参加被认可的继续教育课程、及时了解最新科学研究论文或以问题为导向的自学来实现。

除了典型的继续教育活动之外，为了维持与 MBCT 教学核心本质及其具身体现的联系，找时间参加由教师带领的止语静修很重要。止语静修为教师提供了持续练习的机会，静默、止语和自我觉察支持富有悲悯心地接纳自身的想法、心理和身体体验，旨在保持清醒并保持在当下。因此，作为保持这些胜任力的一部分，你需要找到方法来支持自身的练习。在我们生命的不同阶段，这会有不同的形式。例如，如果你照顾幼儿或肩负其他照护义务，如照顾年长的父母，可能只能参加周末的静修营。没有这些责任的教师们将能够参加更长时间的静修营。制定并坚持日常练习也至关重要。和一个朋友或一群朋友一起，将有助于支持正式和非正式的日常练习。

总之，培训路径和保持胜任力的要点如下：

- 在参加培训之前，通过个人正念练习对正念有体验性的理解；

- 作为学员或观察者，参加为期八周的 MBCT 课程；

- 具备向目标人群授课的专业资质和经验；

- 参加包含基础培训内容的师资培训课程；

- 持续接受资深教师的督导；

- 高阶培训；

- 个人的日常正念练习和每年参加止语静修营；

- 朋辈支持和朋辈督导；

- 通过阅读专业文献和参加专业会议或研讨会的方式进行持续的职业发展。

行业现状

一项关于国际培训课程的调查表明，MBCT 师资培训时长从 1 年到 4 年不等。随着我们越来越了解到底是什么促进和提高了教学水平，这一时间框架可能还会发生变化。如何构建这一体系，取决于各国不同的教学机构。其中必然会存在一些国家和文化差异，考虑并解决这些差异显得尤为重要。

在美国，MBCT 师资培训路径是由大学提供认证课程，这通常需要两年时间才能完成，分为两个不同的阶段。第一阶段包括 MBCT 教师强化培训（MBCT TTI），之后是 MBCT 课程教学督导。完成第一阶段后取得 MBCT 合格教师资质。第二阶段需要参加高级教师培训强化课程并接受进一步的督导，从而取得 MBCT 认证教师资质。在加拿大的多伦多正念研究中心，MBCT 的受训者需要参加一系列基础课程（包括 MBCT TTI），同时在教授 MBCT 八周课程时接受督导，以获得合格教师资质。然后，他们通过进阶的培训和督导取得认证教师资质。在亚洲、澳大利亚和欧洲，有几个中心提供形式多样的培训，包括类似的两阶段认证课程。

在英国，有许多附属于大学的中心提供 MBCT 方向的研究生学位课程（包括班戈大学、埃克塞特大学和牛津大学）。在英国也有一些与大学无隶属关系的正念培训中心。此外，在美国还有一些文科硕士课程提供正念研究的学位课程。在加拿大，许多大学也提供正念研究类的证书。在我们撰写本书时，上述课程中没有一个是专门教学生如何教授 MBCT 课程的。我们从中可以看出，到目前为止，这项工作还没有形成统一的培训方法。

胜任力评估和标准

我们还需要解决如何评估基于正念的教学技能，因为迄今为止，师资培训课程主要靠参加课程和督导。评估教学能力十分复杂。作为此项工作的一部分，克兰等人（Crane et al., 2012a, 2012b, 2013, 2016）开发的"基于正念的干预：教学评估标准"（MBI：TAC）是一种测评工具。"MBI：TAC"将教学技能分为六个范畴，分别为课程的覆盖范围、节奏和组织；人际关系技巧；具身体现正念；带领正念练习；通过互动式探询和说教式教学传达课程主题；以及保持团体学习环境。除了这六个范畴外，"MBI：TAC"还借鉴了德雷福斯胜任力量表（Dreyfus Scale of Competence，Dreyfus & Dreyfus，1986）。这六个范畴从不称职到高阶，每个阶段都有一个代表熟练程度的数字等级。

"MBI：TAC"试图解决一个核心问题：如何评估干预方案的完整性。这一点非常重要，因为这是一种衡量课程是否按预期教授的方法。干预方案的完整性包括以下要素：忠实度、差异化和胜任力。忠实度要求按照既定的顺序带领相应模块的课程，并抵制引入不属于课程范畴的其他资料的诱惑。差异化是指该方法与其他方法的不同，胜任力则用于测评教师带领课程的技巧（Crane et al.，2016）。

对研究如何建立一套完整的教学体系，"MBI：TAC"是一个值得关注的辅助工具。它正处于形成的发展阶段，因此需要更多的应用和研究。这只是基于正念的课程中一个新兴和重要领域的一部分，该领域关注如何确保有可靠的教师和保持其胜任力。

任何领域的专业化进程都需要制定一些指南并设立相应的标准。至于正念类课程，加州大学圣迭戈分校正念职业培训学院和其他培训中心都发布了实操指南，如多伦多正念研究中心（CMS，2018）；医疗、健康照护与社区正念中心；马萨诸塞大学医学院（Kabat Zinn et al.，n.d.）；以及英国正念教师培训组织网络。此外，国际诚信网络（International Integrity Network）是一个由世界各地的资深正念教师组成的组织，在本书付梓之时，该组织正在提出培养未来的 MBCT 和 MBSR 教师的标准，并制定伦理准则。国际正念教师协会（International Mindfullness Teachers Association，IMTA）则是探索如何维持教学标准的另一种尝试。

制定统一的标准不可避免地会产生与地域性（国家和国际）、文化差异和不同监管要求相关的问题。我们需要考虑到各个方面。在全世界范围内，大多数人赞成对正念类课程及其教师的培训进行规范化。对什么是合格的正念教师、如何实施和规范教师培训这类标准，在有足够证据支持这些政策之前，我们很容易陷入武断和自以为是。这将需要敏锐、审慎和耐心，以确保该领域的顶尖机构有机会本着正念的精神团结一心，共同应对挑战和文化差异，以便制定出最佳的教学实践。

2018 年，随着该领域的专业化程度不断提高，MBCT 师资培训的几位著名学者创建了一个名为 Access MBCT 的网站，用以注册登记全球范围内的 MBCT 教师。创立这一教师名录的目的是向公众提供质量保证，为个人和研究人员公布被认可的教师名单，并支持注册 MBCT 教师网络。

现在，我们将注意力转向个人正念练习及其对 MBCT 课程教学的影响。

个人正念练习的影响

人们普遍认为，教师的个人正念练习对正念类课程的教学有着至关重要的作用，这是培养个人能力及最佳教学实践的必要组成部分。我们所知甚少的是，个人练习如何影响和塑造教学，它是如何呈现的，以及我们如何衡量它。在杰普迈尔等人（Grepmair et al.，2007）进行的一项相对较小的定量研究中，每天早上进行 30 分钟的正念练习的心理治疗师比每天没有练习的心理治疗师得到了来访者更为正面的评价。在有关 MBCT 的一项定性研究中，范艾尔顿等人（Van Aalden et al.，2014）分别从教师和学员的角度审视正念教师的角色，从中分析和发现了四大主题，分别是具身体现、赋能、非自动化反应和朋辈支持。在这项研究中，大多数学员和所有教师都表示，教师进行正念练习是至关重要的，这样他们才能从自身的体验出发在练习中具身体现，并展现出不评判、接纳和悲悯心等正念品质。此外，与具身体现相关的是，学员和教师都提到了教师如何使用语言和声音质量的重要性。虽然这些初步研究及我们自己的经验都支持这一观点，即个人练习对教学的重要性，但仍需要更多的深入研究。

在现有的文献中，强调了教师具身体现正念（Kabat-Zinn et al., n.d.; Crane，Kuyken，Hastings，Rothwell，& Williams，2010；McCown et al., 2011）。西格尔等人（Segal et al., 2013）指出，要想教授 MBCT 课程，教师"需要具备练习的深度和视角，而这种深度和视角只能来源于其内心真正了解什么是正念练习，什么不是正念练习。这意味着正念教师是日常生活中的正念练习者。如果教师没有持续进行正念练习，那么他们所教授的任何内容都不是 MBCT"。我们同意这一论述并有所补充，个人练习使教师能够在体验层面了解练习中出现的各种状态，其中哪些可能是有问题的需要加以关注，什么时候练习对处理困难情况有用，什么时候没有用。

教师如何具身体现正念是 MBCT 教学的一个重要且有力的组成部分。实际上，我们将其归为在前几章中所探讨过的五大改变要素之一。此外，我们认为具身体现的过程是基于对正念的历史（和精神）根源的理解。在前文中，我们从教师—学员关系的视角探讨了具身体现，关注教师对三种"存在印证"的理解及其在反思式对话中的表达。我们强调全然地关注、开放觉察和辨别力的特定技能是正念的关键品质。教师从自身的练习（个人的具身体现）中获得的这些亲身体验的知识将影响自身如何向学员传授这些知识，并成为最关键的改变要素之一。

如果具身体现是 MBCT 教学中的一个重要因素，那么培训课程就需要找到某种方式来强调这一点。那么，师资培训课程是如何在其培训路径中为培养这种生活方式创造机会的呢？强调能力的获取是一个非同寻常的特征，并且在大多数其他专业临床课程中不被视为必须培养的教学技能。大多数专业正念培训中心都通过确立个人正念练习的价值来解决这一难题，但如何将其融入教学却各不相同。

作为先决条件，一些培训中心要求学员在接受师资培训之前要先参加一次由教师带领的止语静修营，从而强调了在受训前此类静修培训是一项重要的基础。有些正念培训中心则要求学员声明他们已有自主的个人正念练习，但不要求他们参加由教师带领的止语静修营。一旦学员被允许参加某一课程，大多数正念培训中心会要求学员在培训期间每年至少参加一次止语静修营。然后，期望结业的MBCT教师会继续参加一年一次的由教师带领的止语静修营，并保持每天的正念练习。幸运的是，在许多国家都有正念冥想静修中心，为这种持续的止语练习提供支持。这些静修营通常在封闭的环境中由正念练习经验丰富的教师带领。

目前将练习融入培训的最常见的方法是将止语练习纳入基础的正念类师资培训的强化课程。为了加强这方面技能的培养，止语活动期间通常需要在外留宿，提供更加安静的环境并远离日常生活的干扰。这很有帮助，因为能够让学员有机会在学习MBCT课程技能的过程中，沉浸在止语的环境中练习正念，可以在这场身心实验中看到自己的各种想法。远离平时让人频繁陷入不安和焦虑的社交环境，对教学有重要的影响。这是因为止语为我们提供了充分的机会，让我们能够洞察自身体验和自动化反应之间的关系。如果一名教师不知道如何处理自己的冲动和自动化反应，那么他将无法在这方面很好地支持到学员。

正念类课程领域较新的项目是由教师带领的"混合模式"止语静修营，用于培训新手教师和资深教师。"混合模式"的意思是，这些静修营提供有教师持续带领的止语正念练习，带领者不仅有佛教法师，也有资深正念教师，或者两者兼而有之。在这类静修营中，止语依然是维持个人练习的主要部分。新增加的是一些具体的教学模块，旨在通过探索和反思个人练习体验，探讨如何为最佳教学实践提供信息。当这些类型的静修营被纳入正式的培训路径中时，培训课程就会强调提供止语正念练习的必要性，而不是任由个人找时间参加一个止语静修营。

正念认知疗法的教学伦理

我们已经讨论了将教师的个人练习作为 MBCT 课程教学关键要素的中心地位，以及它如何影响具身体现正念临在。我们还陈述了作为基于正念的课程，MBCT 的核心是提供一种当代形式的正念练习。

但我们也有许多疑问。我们如何使正念的教学适应有别于这一信仰体系和学习方式来源的场景？它能否被成功地改编并保持其佛教的历史和伦理根源？在目前已有的文献中（Monteiro et al.，2015），有一类观点认为正念类课程可能存在争议，因为这类课程已经去掉了正念的原始佛教背景和明晰的伦理道德训练。这一论点很有启发性，有助于帮助业内人士更周密地考量所借鉴的内容。不过，那些作为 MBCT 教师执业的人大多由专业的机构管理，而这些机构要求从业人员遵循不伤害的原则，这与佛教戒律是一致的。

在对伦理道德的理解方面，我们认为需要增加一个额外的维度。根据本地文化（及其信仰），社会制度将决定什么是道德的、规范的，并因此受到认可。雷切尔·纳奥米·雷曼（Rachel Naomi Remen，1988）是一名医生，她在一篇文章中将伦理定义为"一套价值观，一种将道德转化为日常生活的准则"。我们可以将这种道德定义为目的的完整性，它基于许多因素，其中最重要的是我们与自己、他人和外界的关系。

"恰当的关系"的概念要求我们意识到自身的意图和动机，因为这将决定我们的行为及其对我们自己和他人的影响。就 MBCT 课程教学而言，反思个人的道德操守是一个良好的开始。这在某种程度上是不寻常的，往往不会在实际教学实践中被考虑到，因为它被认为是不言自明的。此外，我们通常依靠自身接受的培训和专业机构的监管来厘清这些边界。但在这里，我们正在有意并明确地制定这一道德准则，因为正如以上所讨论的那样，正念练习包含了一种生活方式，所以从正念练习中获得的价值观成了教师的指导原则。

积极参与心理和身体健康行业的专业人员有执业许可和行业委员会，它们作为监管机构规范从业人员的行为。由于工作对象是有情绪障碍的人群，MBCT 教师将在获得特定的职业临床许可证后执业，并遵循其管理机构所规定的道德界限。

在回答这些问题及类似问题时，我们的思路受到了斯蒂芬·巴切勒（Stephen Batchelor，1998，2017a）的教学和著作的影响。巴切勒（Batchelor，2017b）在一篇文章中提出，我们与其说佛法是一个信仰体系，不如说它是一系列需要完成的任务，支持"一个伦理空间，令我们能够以不受自动化反应限制的方式（无为）看待、思考、说话、行动和工作"。在这种情况下，我们会认为"无为"则是不受自动化反应等因素的控制。在完成这些任务的过程中，我们可以积极地利用它们来观察和指导我们与自己、他人及外界的关系。在这样做的同时，正念练习变成了一条伦理之路、一种生活方式和教学的基础。这正是我们在教授 MBCT 课程和其他正念类课程时所倡导和具身体现的内容。

这些任务可以归为四大类：

- 了解痛苦的各个组成部分（生活总体而言是不理想的、不完美的）；

- 了解造成这些痛苦的起因（欲望和贪婪、无知或妄想及破坏性冲动）；
- 了解可以通过放下执念、放下拥有和控制事物的需要或放下对生活过度的欲望来结束这种痛苦（或者至少可以减轻这种痛苦）；
- 认识到有一种可以终结痛苦的处方（路径）。

八正道为如何减轻痛苦提供了伦理指导并被归类为以下三类：智慧（正见和正思维）、行为（正语、正业和正命）和冥想（正精进、正念和正定）。正念练习和积极参与这些任务形成了一套自学系统，从而唤醒我们内在的智慧和悲悯心。在成长为教师的同时，正念成了一种生活方式，因此教师具身体现了自身的练习。随着这一过程的展开，不可避免地会影响到个人的教学方式。然后，教学就变成了通向这条路径的练习。

本章小结

培训一名具备胜任力的 MBCT 课程教师是多方面的，尽管以个人练习和最佳实践的伦理规范为基础，但这还远远不够。因此，我们看到包括设立了具有明确学习路径的师资培训课程、评估胜任力的方法及支持个人继续接受教育的途径。随着这些机构化培训课程的出现，试图标准化和管理这些课程的组织和协会也随之出现。虽然我们认为有一套标准和方法让公众能够识别教师的资质十分重要，但在 MBCT 课程教学领域，是否需要在已有的心理健康从业人员监管机构之外另设一个管理机构，还有待观察。教师培训的最佳实践及评估教师胜任力的方法将不断得到改进。这需要确保个人正念练习的首要地位，以及教师对这一点的具身体现，毕竟这是 MBCT 课程教学的核心所在。

后　记

撰写本书既是一个历程，也是一项修炼。在写作过程中，我们找到了共同的心声，并努力探索如何在教学中发自内心地传达出我们认为成为一名 MBCT（及其他正念类课程）教师所需的内容。我们必须以某种书面的形式传达从内在具身体现正念临在及外在表达中进行教学的意义，这是一种深度的反思式对话。

这是一项极具创造性和协作性的工作，我们几乎没有意识到这一过程将持续两年时间。在那段时间里，我们之间的关系得以加深，因为我们在努力解决如何最好地表达从教学和练习中获得的知识。与任何事物一样，凡事皆有开端、中间过程和结束。当接近尾声时，我们意识到自己正在退出这一历程，并且即将向出版公司交付作品，更重要的是向读者交付作品。

关于哪些想法应当被采纳及应该如何表达，这本是一种智力上的乐趣，但不可避免地会有短暂的争论和分歧，也因此变得更具有挑战性。经过反思和交流，我们意识到了两件事。首先，我们以这种形式的合作即将结束，这一点需要被确认。在写作过程中，我们在某种程度上有所不同。这些不同可以说出来吗？无论在我们的个人关系中还是在我们的专业合作中，这对我们意味着什么？其次，我们意识到，当创作接近尾声时，我们分享的内容、我们的思维和想法，无论多么不完美，现在都会被具体化。我们发现了个人的焦虑和主人翁意识。人们会如何接受这本书？我们每个人都可以支持我们所写的内容，并且知道它是不完美的，充其量只是抓住了我们想说的内容的一小部分吗？我们从一开始就认识到，通过一本书鼓励教师应用体验学习、具身体现正念临在并以教学作为一种练习在各方面的局限性。他人对苹果的味道的描述无论多么生动，都无法取代我们自己亲自品尝。

我们看到了自己对放下的抗拒，这反而让我们感到放松，让我们能够回到体验和练习中，并谈论正在发生的事情。请记住，正如漫画《卡尔文和霍布斯》（ *Calvin and Hobbes* ）中卡尔文所说，"没有什么是永恒的。一切都会改变。这是我们在这个世界上可以确定的一件事。但我仍然会对此感到不满。"

苏珊经常在培训结束时说："结束只是开始。"所以，这是一个结束，也是一个开始。我们希望本书能支持你作为一名教师和作为一个人的发展，因为在正念中，如果一个人将教学作为一种练习，那么这两者是密不可分的。我们也希望本书能在某种程度上为正念类课程领域的扩展和未来的正念教师、师资培训师的培训有所贡献。

谁也不知道未来会发生什么，记住这一点很重要。随着正念领域的拓展，未来它将如何展开仍是一个谜。我们所知道的是，正念练习总是要求我们不断地回归并探索自己的内在，这样才能展现出正念的奇妙之处，才能让人发现正念的智慧和内核。

在我们心中，我们都是在未知旅程中的霍比特人。

谨以此书献给 J. R. R. 托尔金（ J. R. R. Tolkien ）。

致　谢

来自我们三个人。

致辛德尔·西格尔、马克·威廉姆斯和约翰·蒂斯代尔，感谢他们在MBCT方面所做的开创性工作；致卡巴金博士，感谢他的开拓性课程——MBSR——为当代正念铺平道路；特别感谢辛德尔·西格尔，感谢他作为合作者、同事、联合授课教师和朋友给予我们的一切；致卡尔·德鲁克曼（Karl Druckman），感谢就合同事宜提供的建议；感谢我们的编辑瑞安·布雷什（Ryan Buresh）和维克拉杰·吉尔（Vicraj Gill）的关心和周到指导。

来自苏珊。

感谢我所有的老师，这些年来，他们一直支持我的觉醒之旅。感谢正念领域的资深学者费里斯·乌尔巴诺夫斯基和吉娜·夏普（Gina Sharpe）的爱、支持和友谊。感谢辛德尔·西格尔的智慧、友谊和支持。感谢"智慧女性俱乐部"的女性，她们知道自己是谁，因为所有的笑声和无所顾忌的时刻。感谢世界各地的资深培训师，他们致力于分享正念练习的成果，特别是查尔·威尔金斯（Char Wilkins）、帕特里夏·洛克曼和埃文·柯林斯。感谢加州大学圣迭戈分校正念专业培训学院的史蒂夫·希克曼（Steve Hickman），感谢他创建这所学院的愿景。献给我深爱的孩子，爱德华、嘉莉和他们的伴侣桑诺和尼克；我可爱的孙子阿瑟蒙蒂和科尔。致我的继子女维多利亚和凯瑟琳及他们的伴侣马修和奥利；还有我的继孙辈威廉、托马斯、黛西、奥利弗和贝尔；未来在于良好的传承。

来自帕特里夏。

感谢布莱恩·莫兰（Bryan Moran）的支持、爱、聆听和智慧。致我的正念和佛教老师和导师，包括迈克尔·斯通（Michael Stone）、诺曼·费尔德曼（Norman Feldman）、莫莉·斯旺（Molly Swan）、辛德尔·西格尔、苏珊·伍兹和帕斯卡·奥克莱尔（Pascal Auclair）。我还要感谢我的家人和亲爱的朋友，他们是我不断学习和热爱的对象，包括埃文·柯林斯、苏珊·L.伍兹（再次）、伊莱恩·斯莫克勒（Elaine Smookler）、艾莉森·麦克雷（Allison McLay）、何塞·西尔维拉（Jose Silveira）、迈克尔·阿波罗（Michael Apollo）、梅丽莎·尼格里尼（Melissa Nigrini）、格温·摩根（Gwen Morgan）、李·弗里德曼（Lee Freedman）、阿曼达·古思里（Amanda Guthrie）、大卫·丹尼斯（David Denis）和巴里·博伊斯（Barry Boyce）。特别感谢蒂塔·安甘科（Tita Angangco），感谢她对我作为人和教师发展的远见、合作和支持。最后，感谢多伦多正念研究中心的全体员工，感谢他们致力于将正念带入这个世界。

来自埃文。

感谢我的伴侣布莱恩，感谢他在整个过程中对我的支持和容忍，还有我的朋友、父母和家人。感谢我在正念道路上的许多老师和同行，包括帕特里夏·洛克曼、苏珊·L.伍兹、辛德尔·西格尔、帕斯卡·奥克莱尔、莫莉·斯旺、诺曼·费尔德曼、帕特·史密斯（Pat Smith）、凯特·帕特里奇（Kate Partridge）、马修·丘奇（Matthew Church）、罗布·佩普勒（Rob Pepler）、玛丽·埃利奥特（Mary Elliott）、苏珊·格林伍德（Susan Greenwood）和苏珊·艾比（Susan Abbey），以及我在多伦多正念研究中心的同事们。

正念练习引导语

　　下面的正念练习脚本是用来帮助你进行各种练习的。这些只是范例，不能逐字逐句地照搬，也不能在授课时照本宣科。重要的是在引导时你要用自己的语言，这源自你的个人练习。需要重点考虑如何使用语言，这在前文中我们已经讨论过了，比如语气、节奏，以及如何使用"静默"和具体的措辞。语调应该是多种风格的，好像在进行对话，而不是试图诱导学员进入某种特殊的心境。在引导正念练习时，要确保理解不同种类冥想的意图和结构；然后以此决定时间长度和节奏。充分使用"静默"，特别是随着课程的展开，让学员能够有机会亲身体验引导语中的内容，在练习中发展自主性。引导语应该是简单的、非概念性的（尽量少用隐含性词语），并且语气是邀请性的。教师在说引导语时应该使用现在进行时并尽量少用人称代词。

身体扫描练习

下面的脚本可用于引导学员进行身体扫描练习。请不要朗读这个脚本，而应该从你的个人练习出发，在引导的同时确保对学员保持觉察。

在进行冥想时，一定要留出较长的静默时间，以便人们有机会探索自己的体验。请记得，随着 MBCT 课程的开展，静默的时间也会延长。例如，MBCT 第一周课程中的身体扫描练习的引导语的静默，将比第八周课程（"保持并扩展新的学习"）中的身体扫描练习的引导语的静默更少。在下面的脚本中会有建议的静默时长。这些静默是为了让学员们不仅注意听引导词，也能留意自己的感官感受。

没有必要使用本引导语中的所有词汇，只需要记住身体扫描的目的是探索在身体中产生的感觉，让学员自己体验。另一个重要的意图是学会清楚地把注意力集中在身体的每个部位，然后放下。

在这个脚本中，我们从头开始练习，到脚结束。然而，你也可以从脚开始练习，到头结束。重要的是，引导需要按顺序进行，需要依次经过身体的每个部位。

引导语

过一会儿，我们将进行身体扫描练习。你可以选择仰面躺下或坐在椅子上，以让自己感觉舒适，因为我们的练习将持续一段时间。

现在，花几分钟时间让自己安顿下来，闭上双眼或目光温和地垂落，让躺着或坐着时接触到的垫子表面支撑着你的身体。留意身体和垫子或椅子接触的感觉，觉察压力感，以及其他没有与垫子或椅子接触的身体部位有什么感觉。现在，把你的注意力放在整个身体上，身体前面、背面、两边及全部躯干。也许有一种平静或紧张的感觉，也许是不安，甚至激动。你需要做的很简单，就是觉察，留意此时此刻身体的感受并将它们带到你的意识中。

（静默 25 秒）

现在，慢慢地把注意力集中在呼吸上，看看你是否能意识到呼吸时身体的哪个部位感觉最突出。可能是鼻孔、嘴巴、喉咙，或者胸部的一起一伏，又或者腹部的扩张和收缩。让呼吸自然地发生，而不是控制它、改变它或阻碍它。感受呼吸在身体中自然地发生。吸气，呼气。就在此时此地、此时此刻。

（静默 30 秒）

现在，轻轻地呼气，注意力依旧在呼吸上，再缓缓地吸气，轻轻地把注意力转移到头的后部、顶部和两侧。自由地让觉察游走。觉察身体中的任何感觉。当你注意到身体某一部分的感觉时，尽量不去干扰它们，而是把注意力集中在特定的感觉上，因为这是你了解自己的过程，你可以进一步探索这些感觉。请记住，这些感觉可能是温暖的、凉爽的、刺痛的和湿润的……如果你没有任何感觉或感到麻木，看看你是否能完全安在当下并感受没有任何感觉。

（静默 30 秒）

呼气时，将注意力从头部移开，吸气时，再将注意力从前额转移到下巴，从一只耳朵转移到另一只耳朵。让它在脸部周围移动，体验产生的任何感觉，把注意力尽可能地集中在那个有感觉的区域，探索这种感觉及其特质，然后等待另一种感觉出现，继续探索。注意下巴、嘴唇、嘴巴内部、舌头、脸颊、眼睛、眉毛、耳朵、前额——让出现的任何感觉自然地存在，只是注意它们来了、持续着、又走了。让你的注意力停留，如果感觉发生了变化，觉察它们的变化。

（静默 25 秒）

有些学员发现非常温和地标记每时每刻关注的面部区域是有帮助的，如标注鼻子、脸颊、嘴唇、眼睛或耳朵，也许这样安静地给这些区域命名可能会帮助你专注和聚焦在感觉上。如果你觉得这有帮助，请随意使用；如果没有，可以略过。当感觉出现时，允许你的觉察穿透这些区域，注意某种身体感受开始和结束的地方，如果有的话，觉察感受的边缘，觉察这种身体感受的移动，这种感受是否局限于皮肤还是深入体内？当你觉察面部时，要对每一种感觉及此刻产生的一切感到好奇。

（静默 25 秒）

现在，轻柔地呼气，将注意力从脸部移开，随着吸气，将注意力转移到颈部和喉咙，让觉察在身体的脖子的前面、后面和两边徘徊，留意是否有任何感觉，然后全神贯注地关注。注意颈部的位置，不要让它与后背所倚靠的表面接触。如果标记的方法有帮助，请在觉察颈部的感觉时随意使用。

（静默 25 秒）

可能你已经留意到，注意力会不时地被出现的念头带走——也许跑到过去，也可能跑到未来，又或许只是幻想——可能是担心、评判或批判，也可能被身体其他部位产生的感觉带走——当这一切发生时，你只需要轻轻地将注意力带回到此时此刻关注的身体部位上。

（静默 30 秒）

现在，轻轻地呼气，将注意力从颈部移开，吸气时再将注意力集中在肩部——肩关节和肩膀的上部、前面和后面——关注任何大大小小的感觉。如果有更强烈的感觉，看看你是否可以保持开放或进一步探索，而不是抵制或抗拒。

（静默 20 秒）

接下来，轻轻地呼气，将注意力从肩膀移开，吸气时将注意力从右臂向下移动到右手，探索手的位置及它与身体的接触。注意任何突然出现的感觉——留意整只手。可能会有刺痛、压痛、麻木或发热。尽你所能地觉察这些感觉在手上带来的质感。如果注意力再次被想法或身体的另一种感觉吸引，看看你是否能让这些感觉留在背景中，并回到当前留意的对象——此时的手。

（静默 30 秒）

探索手心——手掌、手指和手背——它的形状、手指和指甲。然后，扩展到整个右手及此刻的感觉。

（静默 15 秒）

呼气时将注意力转移到右胳膊，吸气时将注意力转移到右手腕关节、前臂、肘关节和后臂。深入探索关节及手臂的前面、后面和两侧，注意它的位置及它与身体接触或没有接触的地方。

（静默 25 秒）

产生的感觉可能来自衣服与皮肤的接触，或者手臂接触到你所倚靠的物体表面。皮肤之下也可能有更微妙的感觉。我们需要做的是保持好奇心，不干扰、不评判地探索这些感觉。如果出现了不止一种感觉，那就关注真正激发你好奇心的那种感觉。

（静默 20 秒）

现在呼气，把注意力转移到右臂，吸气时把注意力沿着胸部转移到左臂，再到左手。注意产生的任何感觉——完整地探索左手——它的形状、曲线和位置。可能是湿润的、干燥的、凉爽的或温暖的。尽你所能地觉察这些感觉的性质，当它们出现在你的手中时，探索它们。

（静默 30 秒）

觉察手心——手掌、手指和折痕，手背——它的形状、手指和指甲；包括整个左手及所有的感觉。

（静默 15 秒）

呼气时将注意力转移到左手上，吸气时将注意力转移到左手腕关节、前臂、肘关节和后臂。深入探索关节及手臂的前面、后面和两侧，注意它的位置及它与身体接触或没有接触的地方。也许你留意到皮肤上的衣服或空气。当注意力转移时，你知道该怎么做——温柔地回到关注的对象，此时此刻恰好是在双臂中产生的感觉。

（静默 25 秒）

现在，随着呼气将注意力从左手臂上移开，吸气时将注意力转移到上背部，并观察这个区域。当你探索肩胛骨、肌肉和脊柱时，可能会有压力或温暖的感觉。你需要做的是简单地观察和探索每一种感觉，而不需要改变任何东西。尽你所能地探索每一种感觉。

（静默 25 秒）

现在，把注意力集中在背部的中部和下部，集中在出现的任何感觉上，并仔细地探索它。特别是下背部，对许多人来说，这是一个呈现挑战性感觉的区域。如果这些感觉存在，你最好能保持开放并慢慢地靠近它们，让任何产生的感觉跟随它们自己的进程，因为你需要带着好奇心去体验。

（静默 30 秒）

现在，将注意力转移到背部的两侧，随着身体的起伏，再将注意力转移到胸部。当胸部随着每次呼吸起伏时，衣服贴在皮肤上可能会产生一些感觉。你可能意识到你的心脏在跳动。让你的注意力完全渗透到每一种出现的感觉中，允许任何感受呈现，在你扫描胸部和肋骨的时候观察每时每刻的感觉。

（静默 35 秒）

现在，将注意力转移到腹部，注意腹部随着每次呼吸的起伏。我们可以描述胃里可能产生的感觉。此时此刻，我们正试图简单地观察腹部产生的任何感觉，而不是去思考。

（静默 30 秒）

呼气时将注意力从腹部带到骨盆区域——正面、侧面、背面，包括生殖和排泄器官——骨盆、生殖器和臀部。探索身体的这个区域中能引起你注意的任何感觉。觉察任何出现的感觉。尽你最大努力进入这种感觉，而不是抵抗、紧张或对抗任何出现的感觉。骨盆可能会产生强烈的感觉。如果是这样的话，留意这种感觉并进一步探索，然后等待其他感觉出现。

（静默 20 秒）

呼气时轻轻地将注意力转移到右髋关节和大腿。探索右大腿的上部、两侧和后部，注意衣服给皮肤带来的压力和腿的位置。

（静默 30 秒）

深入探索右膝、膝盖骨及其位置。探索小腿、胫骨和踝关节。真正了解右腿和任何呈现出来的感觉，尽你最大能力去探索。无论发生什么，都要尽你最大努力去面对。

（静默 25 秒）

耐心地等待吸引你的注意力的某一种感觉，然后看着这种感觉产生。如果标记这些感觉能帮助你专注于感觉和身体部位，那就使用这种方法，也许你可以默默地对自己说：膝盖、胫骨、脚踝。当然，当注意力转移到想法或身体的其他部位时，你知道该做什么，不叙述也不评判地回到此刻所关注的对象，在某种程度上承认迷失在想法中是正常的。事实上，注意到注意力已经被抽离，就像注意到注意力停留在右腿上一样，也是练习的一部分。

（静默 25 秒）

现在，呼气，将注意力从腿部移开；吸气，将注意力转移到脚底、脚背、脚趾、指甲、脚跟、脚踝，尽可能地停留在这里，关注脚想让你了解的感觉，再全面地探索它们，研究它们的形状、轮廓、湿度、刺痛、脉动，甚至麻木等特征。所以，每时每刻都关注脚部。

（静默 30 秒）

现在，把注意力从脚上转移开，呼气，吸气，引导注意力沿着腿向上移动，穿过骨盆，进入左髋关节，探索这里的任何感觉；然后把注意力放在大腿上。探索大腿的上部、两侧和后部，注意压力或其他感觉，如紧张或放松、衣服带来的感觉和腿的位置。

（静默 30 秒）

深入探索左膝、膝盖骨及其位置。探索小腿、胫骨，深入踝关节进行探索。真正了解左腿及出现的任何感觉，探索它们并保持好奇心。无论发生什么，都要尽你最大努力去面对。

（静默 25 秒）

耐心地等待感觉吸引你的注意，然后给予它们应有的关注；当你在探索左腿时就开始了解它们。现在，呼气时把注意力放在左腿和脚踝上，吸气，观察左脚、脚尖、脚趾和指甲，觉察它们的形状和接触时的感受。在你的探索中，包括脚掌和脚后跟——尽可能地停留在这里，注意左脚，把注意力集中在感觉上。

（静默 30 秒）

呼气时把注意力从双脚移开，吸气时把注意力转移到身体后部、脚跟后部、小腿、大腿、臀部、脊柱、下背部、中背部和上背部。吸气，呼气，觉察紧张、放松、疼痛、舒适、振动——存在的任何东西——在扫描整个身体的背面时，停留在探索中。继续将你的觉察沿着手臂、肩膀、脖子和头的后部移动，注意头的后部和头皮，注意到此时此刻出现的任何感觉。当感觉来了又去，看看你是否能轻轻地从一个地方移到另一个地方，停留片刻，专注于其中一种感受并探索，然后继续移动注意力。

（静默 35 秒）

现在，让我们把觉察放在整个身体的前面——面部、颈部、肩膀、胸部、手臂、手、躯干、骨盆、腿和脚；现在，将身体作为一个整体，让觉察扩展开来，直到有感觉吸引你的注意力，探索与感觉，然后向下移动，一直到脚。在接下来的一两分钟，躺着或坐着，觉察身体躯干的长度和宽度，然后把注意力从身体的前面转移开。花点时间觉察身体任何部位出现的各种感觉，当你注意到之后，带着友善和兴趣探索这些感觉。

（静默 25 秒）

现在，把注意力从整个身体中释放出来，把觉察带到呼吸时身体的感觉上；注意空气进出时身体的起伏。让事物在每一刻都只是如其所是般自然。

（静默 20 秒）

稍后，我们将结束这个身体扫描练习；如果你的眼睛是闭着的，可以睁开，或者将目光扩展开来。将这种注意力的品质带到接下来的时刻中。花一些时间活动一下身体，如动一动脚趾、腿或手臂，只要此刻你感觉对自己有帮助。

请注意。在引导至骨盆区域时，增加出于安全考虑的引导词，根据授课对象的不同，在引导扫描其他身体部位时也可以如此。例如，如果授课对象是患有肺部疾病或乳腺癌的患者，你可能希望在扫描到胸部或乳房时也加上这样的安全引导。

觉察呼吸和有挑战性的身体感觉练习

请注意，以下时间是预估：花 10 ～ 15 分钟在呼吸时身体的姿势和感觉上，花 10 ～ 15 分钟在身体和挑战性的身体感觉上，最后再回到呼吸时身体的感觉上。

引导语

你可以选择坐在椅子或地板上的垫子上。如果你坐在椅子上，将双脚平放在地板上，双腿不要交叉，臀部坐在椅子的前半部分，或者用卷起来的毛巾或毯子支撑背部，这样会很有帮助。如果你坐在垫子上，确保膝盖低于臀部，如果有必要，可以用垫子支撑着膝盖。

找到一种直立的、庄重的和舒适的姿势。胸部和脊柱是向上延伸的，脖子是舒展的，下巴与肚脐在一条直线上。把双手放在大腿上或双手交叠放在腿上。你可以轻轻地闭上眼睛，或者半睁着眼睛并注视着前方的地板。

通过专注于身体与地板或坐着的任何东西接触时的感觉和压力，把注意力带到身体的感觉上，花点时间探索这些感觉。

（静默25秒）

现在，把注意力转移到呼吸带来的身体感觉上——也许是鼻孔、胸部或腹部——并把注意力集中在这里。不需要做任何特别的事情，也不需要改变呼吸，只是观察呼吸带来的身体感觉。在你选择的任何身体部位，简单地体验呼吸，把注意力带到这里。如果这种感觉在鼻孔处，注意进入鼻孔的凉爽、干燥的空气和呼出温暖、湿润的空气；如果这种感觉在胸部，注意肋骨的扩张和收缩；如果这种感觉在腹部，注意吸气时腹部的伸展和呼气时腹部的收缩。选择一个身体部位，尽可能地把注意力保持在这里。

（静默30秒）

当你在选择的身体部位感受吸气和呼气时，尽可能地与呼吸的运动同在，这是这个练习的目的。当注意力从对呼吸的关注上转移到身体的其他感觉、听觉或思维时，请记住，对这一点保持清醒的觉知与关注呼吸本身一样，都是练习的一部分。练习的任务是注意已经发生的体验，并简单地将注意力拉回到呼吸时身体的感觉上。

（静默25秒）

让呼吸自然发生，为它腾出空间，和呼吸在一起，如其所是，关注呼吸时身体的感觉，一刻接着一刻。

（静默30秒）

当注意力离开时，看看你是否能轻轻地把它带回来并继续感受呼吸时身体的感觉，没有评判或联想。不需要任何的责怪，只需与呼吸在一起，一刻接着一刻。

（静默 25 秒）

现在，在呼气的时候，放下对身体内部感觉的关注，在吸气的时候，把注意力带到整个身体，允许呼吸留在背景中。对体验采取开放和接纳的态度，对任何感觉的呈现、停留和消失都保持觉察。

当一种特定的感觉引起你的注意时，带着好奇心去探索，可能是这种感觉的形状、深度、强度和其他特征。去贴近这种感觉，然后，一旦你觉得准备好了，就放开这种感觉，等待另一种感觉吸引你的注意力并展开探索。

（静默 40 秒）

当你发现注意力被想法、故事或声音吸引时，这是一个正念时刻，也是一个选择回到最初关注的身体感觉的机会。

练习到了这里，你可能注意到身体里出现了特别强烈的感觉。如果是这样，请留意这种感觉，并带着好奇心探索它的特点。

（静默 30 秒）

如果感觉太强烈，那么也许你可以和这些感觉一同呼吸，或者在吸气时尝试将它们纳入其中，在呼气时强烈的感受得到软化，继续探索并保持临在。

（静默 30 秒）

有时候，这种感觉可能非常强烈，甚至令人痛苦，一种选择是带着觉察改变身体的姿势，留意这样做时身体出现的任何感觉。然后，如果你觉得准备好了，就回到原来的姿势，回到这个练习的焦点，回到身体的感觉，留意最吸引你注意力的地方。

（静默 45 秒）

现在，在呼气时，把注意力从身体感觉上转移开，让它们存在于背景中，把注意力转移到呼吸的感觉上。让主要的注意力回到呼吸时感觉最明显的身体部位，并尽可能地把注意力保持在这里。

当注意力转移到了别的地方时，正如平常那样，只需轻柔地而非僵硬地把注意力拉回到呼吸上，带着一份觉察重新开始。请记住，不断回到呼吸上是正念练习的一部分，就像专注于呼吸本身一样。

（静默 40 秒）

坐在这里，尽量保持对呼吸的稳定关注。呼吸总是和你在一起，总是在这里，是回到当前体验的锚点。

现在，我们即将结束这个练习，你可以睁开眼睛或扩展视野，并以任何自己需要的方式活动身体。

常规版 3 分钟呼吸空间练习

3 分钟呼吸空间是一个简短的练习，可以在平时用于随时检查当下的状态。

引导语

我们要做的第一件事是在椅子或垫子上坐下，后背挺直，能够体现出警觉和清醒的姿势。

现在，如果你觉得舒服的话，可以闭上眼睛，3 分钟呼吸空间练习的第一步是把注意力带到此刻正在发生的事情上。慢慢地觉察出现哪些想法、情绪和身体感觉。与其试图推开它们或将它们拒之门外，不如注意正在发生的一切。

（静默 40 秒）

3分钟呼吸空间练习的第二步是将注意力转移到呼吸时腹部的起伏上。随着空气的进出，意识到腹部的上升和下降。注意呼吸的感觉，并将注意力完全集中在这些感觉上。

（静默40秒）

现在，第三步是把注意力扩展到整个身体。尽你所能地用更广阔的觉察体验身体的感觉。让呼吸退回到背景中。在这一刻，留意身体和椅子或垫子接触的感觉。

（静默40秒）

当你准备好了，慢慢地睁开眼睛，放下这个练习，然后把觉察带到接下来的时刻。

正念伸展练习

这是运动中的正念冥想，在伸展的过程中强调身体的运动。引导语包含运动与呼吸的联系。引导的节奏很重要，不要过于缓慢，否则学员会难以保持兴趣，随着练习的自然展开保持同在。

其中的体式基于瑜伽练习，但整个练习并不是瑜伽课。如果你不是瑜伽教练，那请告知学员；如果你是瑜伽教练，那请提醒自己，这并不是一节瑜伽课。

请确保你在引导时，向学员演示体势并一同练习。请在切换体势时留出足够的时间，让学员自己体验感受。在练习开始前，安全说明非常重要，你也可以根据正在教授的对象进行调整。

引导语

大家好，我们马上要开始正念伸展练习了。请你找到一个让自己有足够的空间移动的地方。

（留出足够的时间让学员调整，如果你准备了瑜伽垫，请提示学员使用瑜伽垫。）

这个练习是为了带领你进入对身体的觉察。需要提示大家一点，就是在任何时刻都要意识到自己身体的极限，并通过对身体敏锐的感知允许自己不跟随引导语。或者你也可以选择坐在椅子上进行练习。如果你想略过某些动作，可以想象自己的身体正在跟随引导语进行练习。你正在学习如何滋养和强健自己的身体。所以，尽你所能地跟随引导语，尽可能地跟着做动作，当感到不适时也可以随时停下来。当你能够规律地练习一段时间后，你会发现，身体的极限也在慢慢地改变。最好的结果就是不报过多的期望，而是全然地开放并体验此时此刻。

我们先从一些站立伸展运动开始。你可以自行决定光脚或穿着袜子做这些伸展练习。如果你决定穿着袜子练习，请确保自己在地板或瑜伽垫上不会滑倒。

首先，让我们来到站立的姿势，双脚分开与胯部同宽，双膝微屈。花点时间，注意一下是否有一些感觉正在出现，这些感觉可能是双脚与地板或瑜伽垫的接触。

现在，将注意力向上转移到脚踝、小腿、小腿肌肉、膝盖、再向上进入大腿、臀部，轻轻地将尾骨往前推，让尾骨向下朝向地板。这个动作会唤醒下腹部的肌肉，可以很好地保护脊柱，并将力量带到身体的核心。

然后，将注意力集中在胸部区域，轻轻地将脊柱向上提，仿佛要将整个脊柱推出骨盆。再将注意力带到肩胛骨和肩膀上。轻轻地收紧肩胛骨，并想象它们在向后和向下往背部的腰线处移动。现在，将注意力放在手臂的延展上，再从手到手指上，让手臂放松地垂在身体两侧。

接下来，将注意力放在颈部和喉咙上，放松面部的肌肉，并让颈部温柔而坚定地支撑着头部。

在这里，请花点时间，注意一下呼吸时身体产生的感觉。这种体势通常被称为"山势"。让我们稳定地站着，按照自己的节奏，感受一呼一吸。

（静默约 30 秒）

现在，随着吸气，温柔地将肩膀抬向耳朵。然后随着呼气，放松肩膀。再做三次。吸气，肩膀抬向耳朵，呼气，放松。

（留出时间让学员完成三组动作）

现在，继续随着呼吸让肩膀向前转。然后，再轻轻地向后转，让两个肩胛骨相互靠近。让我们再次呼吸，向前和向后转动肩膀。

（留出时间让学员完成这些动作）

现在，弯曲肘部，将双手放在同侧的肩膀上，并用肘关节画圆；先向前画圆，然后再向后画圆。花点时间，体会一下正在画圆的动作、放在肩膀上的双手、弯曲的肘部，以及肘关节向前和向后画圆。不要着急，让我们时刻关注这些动作和出现的感觉。

（让学员有时间完成这些动作）

现在，轻轻地将双手放回至身体两侧。花点时间，关注一下身体中可能存在的任何感觉及呼吸的感觉。

（静默 30 秒）

现在，举起右臂，朝向天花板。然后右手和右臂向左侧倾斜伸展，让左手和左手臂自然地沿着左腿外侧向下滑动。关注伸展的感觉。让呼吸自由地移动。花点时间关注一下这些感觉。

（静默 10 秒）

在下一次吸气时将伸展的右手和右臂收回到中间，朝向天花板，在这里停留一下。然后，在下一次呼气时放松右臂，让右手和右臂回到身体的右侧。

（静默 10 秒）

现在，举起左手和左臂，朝向天花板。当你觉得准备好了，让左手和左臂向右侧移动，右手自然地沿着右腿外侧向下滑动。伸展，呼吸，并且关注出现的身体感受。在这里花点时间，然后在下一次吸气时将左手和左臂收回到中间。在下一次呼气时放松左臂，让左手和左臂回到身体的左侧，并且关注此刻出现的任何感受。

（静默 10 秒）

然后让我们再回到右侧，举起右手和右臂，朝向天花板，并向左伸展。让左手和手臂沿着左腿外侧向下滑动。伸展，让呼吸自由地移动。注意在伸展时产生的感觉。在下一次吸气时，将伸展的右手和右臂带回到中间，朝向天花板。然后，在下一次呼气时放松右臂，让右手和右臂回到身体的右侧。

（静默 10 秒）

现在，让我们来到左侧，做左侧的第二次伸展。在吸气时，举起左手和左臂，朝向天花板，并向右伸展，让右手自然地向下滑动。伸展，关注感受和呼吸。

（静默 10 秒）

在下一次吸气时，将左手和左臂带回中间并朝向天花板，然后在呼气时放松左臂和左侧的身体。花点时间关注一下这些感觉。你可能察觉到在运动的同时，有些想法也在发生。当你注意到这一点时，你就会意识到你对正在做的事情的关注是如何被想法时不时地打断的。这是正常的，不用担心。我想邀请你，在这些时刻，放开你的想法并将注意力转移到正在运动的身体感觉上，让这些感觉成为你的关注点。

（你可以带领更多的站立体势练习。是否要练习更多站姿，在很大程度上取决于练习的时间和练习者的体能，整个练习需要 20～30 分钟。）

下一个体势，跪在垫子上，身体前屈，让我们的双手、膝盖和双脚背面接触地面或垫子。

（留出足够的时间让学员调整姿势）

在这里，将双臂向前伸出稍微超出肩膀一点的位置，这可以保护我们的手腕，双膝与胯部同宽。现在这个体势是一个桌子的样子，我们将进行猫牛式伸展。

（静默 10 秒）

好的，抬起脊柱，将背部拱向天花板，并允许头部轻轻地垂向地面。你的眼睛可能会向后看到大腿。轻轻地呼吸，并允许身体接受此时此刻的伸展。这个姿势是猫式伸展。

现在，我们把脊柱向下伸展，放松背部，让背部呈现出反向的弧度。这时，轻轻地抬起头部。不要让颈部过度向后，眼神轻柔地落在前方几步远的地方。这个姿势是牛式伸展。

在接下来的时间里，我们让脊柱在拱起和下落中轻柔地运动。让头部也成为运动的一部分。这个姿势对我们的脊柱非常有益，因为我们的脊柱经常承受很大的压力，这个姿势可以很好地帮助释放脊柱的压力。

（给学员一些时间完成这些动作）

现在，让我们慢慢地停下，脊柱回到水平位置，也就是最开始的姿势——桌子体势。在这里花一点时间，然后在地板上躺下。

（给学员一些时间完成这些动作）

现在，把身体的重量完全交给地板。在下一次吸气时，弯曲双腿，将双脚平放在地板上。双膝分开，与臀部同宽，手臂舒适地放在身体两侧。吸气时，轻轻地将臀部从地板上抬起。让伸展一直延伸到脚部，大腿肌肉发力。保持呼吸，让身体处在当下的位置，并觉察当前的拉伸感。

（静默 10 秒）

在下一次呼气时，将脊柱一节一节地放回到地面上，直到臀部接触地面，放松身体。在这里花一点时间，关注当下出现的任何感觉。

（静默 10 秒）

现在，让我们再做一次。吸气，将臀部从地板上抬起，让伸展一直延伸到脚部，大腿肌肉、背部肌肉和腹部肌肉同时收紧。保持这个姿势，继续呼吸。

（静默 10 秒）

在下一次呼气时，一节一节地将脊柱放回到地面，让臀部接触地面，放松身体。然后，双腿伸展并放回到地面上，身体完全地放松，关注你的呼吸。

（让学员有时间完成这些动作）

在下一次吸气时，再次弯曲双腿，把双脚舒适地放在地板上。双脚和双膝同时并拢。现在，将双臂向身体两侧伸展，让手臂远离身体，并与身体成直角。

接下来，在下一次呼气时，放松双腿和双膝并转向右侧，将头转向左侧。接受此时此刻身体的任何伸展。继续呼吸，让呼吸自由移动。花点时间觉察此时的感受。

（静默 10 秒）

然后，在下一次吸气时，把双膝和双腿回正并朝向天花板，然后头部回正，眼睛也看向天花板。

（静默 10 秒）

当你准备好了，放松双腿和双膝并转向身体的左侧，将头转向右侧。觉察这些感觉，稳定注意力，保持呼吸。

（静默 10 秒）

在下一次吸气时，把双腿和双膝回正并朝向天花板，然后头部回正，眼睛也看向天花板。

（静默 10 秒）

我们再做一遍。呼气，放松双膝，把双膝移到身体的右侧，将头转向左侧。接受此时此刻身体的任何伸展。在下一次吸气时收回双膝，回到中间，然后头部回正，眼睛看向天花板。

（让学员有时间完成这些动作）

再一次，我们放松双腿和双膝并转向身体的左侧，将头转向右侧。在下一次吸气时收回双膝，回到中间，然后头部回正，眼睛看向天花板。

（让学员有时间完成这些动作）

（还有其他可以在平躺姿势下完成的练习，可以根据时间或学员的条件自由安排）

现在，伸直双腿，让它们回到地板上，将手臂放回身体两侧，让双脚彼此远离。如果这让你感觉很舒服，可以闭上眼睛或目光变得柔和。在这里花一点时间，完全放松，将身体的重量全然地交给地板。意识到我们现在正平躺着。放下任何想法，让身体的感觉和呼吸成为你的关注点。注意力放松，觉察事物本来的面目，体验身体的长度和重量。

（允许学员在此位置停留一两分钟）

现在，睁开眼睛或扩大视线的范围，花一点时间欣赏四周的环境。按照你认为舒服的方式活动身体，可以晃动脚趾、动动双脚、转动手和手臂。你也可以伸展胳膊，尝试用手去触摸两只脚。

让我们向右侧翻身，弯曲膝盖。花一点时间，进入坐姿。

正念行走练习

引导语

下面，我们将做一个静默状态下的正念行走练习。这个练习要求我们把注意力集中在行走的体验上。然而，与平时走路不同，我们会放慢走路的过程，因为我们会关注走每一步时带给我们的体验。

请把全部的注意力放在两只脚的交替行走上，以及我们的身体如何把重心从一只脚转移到另一只脚上。与通常自动行走的模式不同，正念行走需要放慢脚步，这样就更容易体会行走的感觉。

像大山一样稳定地站好。在这里花点时间注意这个站立的姿势。注意到从脚底到全身的感觉。这有助于将注意力带回到当下。双臂自然地垂在身体两侧，你也可以采取感觉舒适和放松的姿势，把手放在背后或身体前面。

（静默 15 秒）

现在，让我们保持站立的姿势一会儿，把注意力带到呼吸带来的身体感觉上。选择一段 10～15 步的距离，以来回行走的方式进行练习。与常规的走路不同，在这个练习中，没有任何目的性。当走到路的尽头时，停下来，转身，然后沿着原路返回。

让我们开始慢慢地、自然地走路，让眼睛注视前方或下方的地面。不必加快行走的速度，尽可能地走得足够慢，这样你就可以把注意力集中在脚底接触地面的感觉和身体的运动上。

（静默 20 秒）

假如需要的话，你也可以在练习时轻声地提醒自己"抬脚、迈步、放下"，这或许对集中注意力有一定的帮助。

（静默 45 秒）

记住，我们不需要去任何地方，只是走到我们选择的道路的尽头，停下来，暂停，转身，然后再走回去。

（静默 2 分钟）

我们通常会觉察到注意力转移到思维、想法、回忆或你看到或听到的事情上。当这种情况发生时，只需将注意力带回到脚底的感觉上。当以这种方式练习时，我们将身体和心灵带入每一个当下的时刻。觉察运动中的身体、产生的感觉及我们的呼吸。让眼睛放松，让身体放松。眼睛直视前方或轻轻地垂落下来并看向地板，因为我们的脚知道该怎么做。

或许你需要以这种缓慢的方式行走一段时间，才会有更多的体验发生。所以，我们可以以开放、好奇、温柔的态度来尝试。正念行走练习无所谓正确或错误，尽可能地在每一刻保持放松，体验行走带来的感觉。

（不管以这种方式持续练习多长时间，当你发现自己走神了，记得提醒一下自己，让注意力回到脚底和身体移动时的体验上。）

现在，有意识地让脚步停下来，恢复到山式站姿，在我们开始下一个练习之前先休息一会儿。

呼吸、身体、声音、想法、情绪和无拣择觉知练习

引导语

现在我们开始进行静坐冥想练习。请调整到能够保持警醒、稳定和平静的坐姿。这意味着照顾好自己，聆听内在的需求，承认身体的感觉和支持坐姿所需的东西。花一点时间调整好坐姿，尽可能地让自己感觉舒服。

（给学员一些时间安顿下来）

如果是坐在椅子上，可以靠着椅背，或者坐在椅子靠前的位置让后背自然挺直。双膝分开与臀部同宽，让膝盖低于骨盆，双脚平放在地面上。如果坐在地板的垫子上，舒适地盘腿坐好。双膝尽量碰触地面，如果不能，可以在膝盖下方垫一个垫子或毯子。感受臀部与坐垫或椅子的接触，确保自己没有向左右或前后倾斜。

后背挺直但不僵硬，颈部支撑起头部，肩膀放松，感觉自己融入身体的放松感。双手舒适地放在大腿上，掌心朝上或朝下，脸部、下巴、脖子和肩膀的肌肉放松。可以睁着或闭上眼睛练习，只要你觉得舒服。如果选择睁着眼睛，目光柔和地下垂，看向前方的地面。

（静默20秒）

我们很容易迷失在想法和情绪中，所以请把注意力带到呼吸和身体的感觉上，利用呼吸和身体作为当下的锚点。感受身体坐在这里，温柔地将注意力放在出现的任何身体感觉上。

（静默 20 秒）

你或许会留意到热、刺痛、振动、凉爽、不适、轻松，允许并注意任何体验，留意皮肤表面的感觉，比如空气掠过皮肤，留意身体内部出现的感觉。

（静默 20 秒）

现在，将注意力带到坐在这里的身体轮廓上，如身体的长度和宽度，检查一下身体的姿势，尽可能轻松地坐着。

（静默 30 秒）

在温柔而好奇地关注身体感觉的同时，我们会注意到呼吸的感觉。接下来将注意力转向呼吸带来的身体感觉上。留意最容易感受到呼吸的身体部位，将注意力带到那里。觉察呼吸的流动，每一次吸气的过程，接着每一次呼气的过程。

（静默 30 秒）

你可能会注意到空气通过鼻孔进出身体，或者感觉吸气和呼气时肋骨的律动，意识到这种温和的起伏。又或者留意腹部在吸气时微微地隆起，呼气时微微地收缩。请选择此刻呼吸时感觉最明显的身体部位，并作为注意力的锚点。让呼吸自然地发生，没有必要控制呼吸，相反，我们正在学习放松地觉知，在每一次呼吸上安放注意力。

（静默 30 秒）

坐在这里，尽自己所能，有意识地觉察呼吸带来的身体感觉。当发现注意力从呼吸时的身体感觉上离开时，没有关系。这很正常。当注意到走神时，温柔地将注意力拉回到呼吸这个锚点上。不需要评判。留意大脑如此容易走神，我们会更加了解大脑的运作方式。每当留意到走神，可以选择放下，通过呼吸回到当下。

（静默约 2 分钟）

继续静坐并觉察呼吸，你可能会留意到一些想法：关于未来的计划、担忧、故事，关于过去的念头或快乐的想法。思考不是敌人！识别出注意力被想法带走是有帮助的，这是练习的一部分，邀请自己放下思考，让注意力回到呼吸上，让觉知回到当下。以这种方式不断练习，我们慢慢地学习放下纠缠于头脑中的故事和相关的评判。

（静默约 3 分钟）

现在，将注意力扩展到整个身体。继续留意呼吸，但允许呼吸成为背景，将注意力放在身体其他部位的种种感觉上。只是简单地感受身体，尝试带着好奇心，允许这些感觉存在，不管它们是愉悦的、不愉悦的或中性的。没有必要改变或评判这些感觉。我们正在稳定注意力，体验当下正在发生的事情。这就是正念觉察身体感觉。

（静默约 2 分钟）

在觉察身体时，不时重新感受特定的接触点有助于保持稳定。你可以留意脊柱是否依然挺拔，感受臀部与椅子或垫子的接触，双脚与地面的接触，或者双手安放在大腿上的感觉。

（静默约 2 分钟）

身体感觉可能是细微的或强烈的。让身体保持这种静止的姿势，随着时间的推移，可能出现各种感觉：紧张、僵硬、疼痛、放松、疲倦、迟钝、刺痛、振动、热、冷。对正在出现的体验保持好奇心是练习的重要组成部分。我们能否温和地转向当下的感觉体验，而不去评判它们？

注意感觉是否变化或保持不变，是否增强、减弱甚至消失。注意感觉是被体验为愉悦还是不愉悦，或者没什么值得注意的地方。对体验开放，如果觉得可以，进一步探索它们。

（静默约 1 分钟）

有时候身体感觉非常具有挑战性，当这种情况发生时，继续温柔地探索困难的区域。在这些困难甚至痛苦的感觉周围，是否有一种支撑、抱持或收紧的感觉？可以练习和这种感觉一起呼吸。看看呼气时是否可以放松一点，试着软化这些感觉，而不是改变它们，对当下出现的一切保持觉察。如果感到痛苦或不适感太过强烈，不要强迫自己坚持。可以有意识地移动身体，注意移动时出现的感觉。然后，当强烈的感觉减轻时，再回到初始的姿势。这样，我们就在巧妙地回应体验的边界。

（静默约 2 分钟）

接下来，随着呼气放开对身体的觉察，将注意力转向声音。让声音成为意识的焦点。

（静默约 40 秒）

房间外的声音，房间里的声音，前后和左右的声音，上方的声音，以及来自身体内部的声音。

（静默约 1 分钟）

现在我们把注意力放在听觉，关注一刻接着一刻的声音，注意它们的品质，如响亮的、柔和的、尖锐的、沉闷的、愉快的还是不愉快的、间隔的还是连续的。你可能会留意到自己被特定的声音吸引了，那就放松、放下，回到观察所有声音的状态。

（静默约 1 分钟）

如果声音引发了想法甚至情绪，感觉自己陷入思考或情绪中，轻轻地注意到这一点。知道注意力去了哪里，这些时刻就是觉知、正念的时刻。我们正在学习，知道这里是有选择的，可以放下并把注意力重新集中在声音和聆听上。

（静默约 1 分钟）

接收任何声音。不主动搜索或推开声音，只是开放地聆听。这是对声音的正念冥想练习。

（静默约 3 分钟）

现在，放开声音，将注意力转向想法。我们从静坐姿势开始，然后将注意力带到呼吸和身体感觉，接着觉察声音，现在我们将同样开放、温柔、好奇的觉知带到想法上，将其看作大脑中的心理事件。

（静默约 1 分钟）

如果发现自己卷入想法或情绪的河流中，请温柔地进行标记，看看是否可以放下它们，重新开放地观察想法。

（静默约 1 分钟）

有时想法很有吸引力，并不断地重复。这时将注意力带回呼吸和身体感觉可能有帮助。把呼吸和身体感觉作为锚点，让它们将我们带回到当下，避免陷入无尽的思考循环中。然后当准备好后，再将注意力转向接收想法，让想法从意识中浮现出来。

（静默约 1 分钟）

将每个想法只是看作关于过去或未来的思考、计划、回忆。观察想法，将它们作为在脑海中来来去去一个个心理事件。

（静默约 30 秒）

你可以将想法看作天空中飘浮的云。有的云移动得快，有的云移动得慢。想法也是如此。有的想法很快会离开，有的想法会停留很久。我们的练习就是温和地觉察，不必过度思考。

（静默约 2 分钟）

想法可能是中性的或高度紧张的，或许是和平的、平静的、恐惧的、焦虑的、悲伤的、愤怒的、幸福的、快乐的。还可能是令人激动的、重复的或沉闷的。大脑是围绕这些想法慢慢地收缩，还是有一种空间感？伴随着想法有什么情绪出现？你注意到了什么？情绪会变化吗？强化？减弱？抑或转化为另一种情绪？

（静默约 1 分钟）

不管情绪有多强烈，请试着觉察，和它在一起，当情绪不再吸引我们的注意力时，再回到温柔、开放、好奇地觉察想法和情绪。我们以这种方式在练习智慧地回应。

（静默约 1 分钟）

当留意到强烈的情绪时，可以将注意力带回到身体，观察身体的某个部位是否感到紧张、紧绷或有支撑的感觉。如果注意到有某种感觉，专注于产生这种感觉的身体部位，可以伴随着呼吸一起，在每一次呼气时试着软化这种感觉，不需要努力去抓住或挣扎。

如果想法和情绪过于强烈，无法保持开放和专注于正在发生的事情，看看是否可以放松，让呼吸成为注意力的焦点；轻轻地呼吸，观察每次吸气和呼气的过程。当你准备好了，再回到开放、充满好奇地探索想法和情绪。

（静默约 2 分钟）

脊背挺直，身体放松，继续坐在这里关注想法和情绪。这就是关于想法和情绪的正念。

（静默约 5 分钟）

接下来，放开对特定对象的关注。觉察当下的任何体验，无论体验来自身体、声音，还是来自想法和情绪。

想法来了就观察想法，声音出现就接收声音，身体出现感觉就感受身体，呼吸引起注意就觉察呼吸。坐在寂静中，不去搜索和寻找，只是对所有体验保持温柔地觉知。

（静默约 5 分钟）

对所有感觉和体验保持开放、充满好奇心，无论其性质如何。如果发现自己陷入某种特定的体验，请轻轻地将注意力集中在呼吸上，以此来稳定在当下。然后当你准备好后，回到这种对所有体验的开放觉察。我们正带着友好、热情的兴趣培养一种时时刻刻的觉知，一种无为的状态。

（静默约 2 分钟）

伴随下一次呼气，将注意力带回到呼吸上，回到呼吸时感觉最明显的身体部位上。留意每一次吸气，每一次呼气，一刻接着一刻。

（静默约 2 分钟）

我们即将结束这个静坐练习，请花点时间为自己送上祝福，感谢自己抽出时间做这个练习。

（静默约 30 秒）

现在，当你准备好后，轻轻地睁开眼睛，打开视野，回到所在的房间。留意周围的空间、身体和呼吸。留意这种转变，继续在接下来的时刻保持觉察。然后，你可以以自己觉得舒服的方式活动一下身体。

回应版 3 分钟呼吸空间练习

引导语

几分钟后，我们将在脑海中想象一个困难的场景，可能是近期的一个担忧或困扰。请你尽可能地想象一个可以掌控的困难。如果说场景的困难程度是从 1 到 10，10 是最困难的，那么，我们想象要处理的担忧或困扰大概处于 4 的位置。一些特别具有挑战性的担忧或困扰可能会出现，会让你感觉难以承受，如果真的发生了这种情况，请自由地进行练习，你可以睁开眼睛，把注意力拉回到呼吸时腹部的感觉上。

现在，调整到一个能够体现出警觉和清醒的坐势。你可以闭上眼睛或者眼睛微微睁开，目光柔和地下垂并看向前方的地面。将注意力带到身体上，留意你的姿势、身体和垫子等接触时的感觉，身体的前后及坐在这里呼吸的感觉。

（静默 20 秒）

回应版 3 分钟呼吸空间的第一步，想象一个困难的场景，或许是担忧，或许是困扰，或许是不安的想法、画面……这是一个你可以掌控的困难，而不是你经历过的最大的压力源。留意什么想法、情绪和身体感觉出现。

（静默 20 秒）

如果有一些情绪出现，可以对自己说，"这里有一份悲伤"或"感到烦恼、生气"，然后将注意力带到与之伴随的身体感觉上（如果有的话），探索一下，甚至研究一下。不管任何感觉，都只是与它在一起，即便是不想要的感觉。

（静默 30 秒）

如果这种感觉特别具有挑战性，请留意这种感觉。如果需要的话，可以在吸气时将空气吸入这些身体部位，呼气时将空气从这些身体部位移开，感受感觉被软化，并对自己说，"我可以和它在一起，让我来面对，无论如何它已经在这里了"。如果这些感觉持续吸引你的注意力，那么就与它们待在一起。

（静默30秒）

现在我们来到第二步，放下对身体感觉的觉察，将注意力转移到腹部，觉察身体随着呼吸的律动吸气和呼气。

（静默20秒）

现在是第三步，把注意力扩展到整个身体，尽你所能用更广阔的觉察体验身体的感觉。留意身体与垫子等物体接触时的感觉。

（静默20秒）

接下来，我们结束这个练习，慢慢地睁开眼睛，或者抬高和扩展目光。

注意，在第七周课程中，这个练习增加了一个行动步骤，以帮助人们进行自我照顾（在滋养和消耗的活动之后）。这可以在第三步中进行，也可以在练习结束后的反思回顾中进行。

例如，现在是第三步，把注意力扩展到整个身体，尽可能地将更宽广的觉察带到身体的体验中。留意身体与垫子等物体接触时的感觉。然后问自己："我能让这个困难如其所是吗？我能放下吗？这个困难需要解决吗？如果是的话，通过转变态度或行动可以实现吗？如果是的话，是什么样的行动？"

一天止语静修时间表

　　以下时间表是一个示例。不同安排下的静修持续的时间和练习的时间有所不同。在静修前一周，我们建议你和学员讨论对这一天的预期，他们应该带些什么（如衣服、水杯、披肩、午餐等），并建议大家从早上醒来时看看能否开始保持止语的练习。我们建议尽量在上午 9 点之前开始静修，因为这对学员来说更容易。

　　上午 9 点开始，致欢迎词并介绍当天的活动安排。让学员知道应根据自身需要照顾好自己，如果遇到任何困难或希望提前离开，可以向教师寻求帮助。他们还应知道，保持全神贯注（不去看其他人）是有帮助的，因为沟通方式多种多样，避免眼神的凝视有助于保证练习的质量。学员还应关闭手机，不要阅读或做笔记。除非有充分且必要的理由，建议学员在午餐期间不要看手机。

　　上午 9 点 15 分：身体扫描练习

　　上午 9 点 45 分：正念伸展练习

　　上午 10 点 45 分：静坐练习 - 觉察呼吸

　　上午 11 点 15 分：正念行走练习

　　上午 11 点 45 分：静坐练习 - 觉察呼吸

　　中午 12 点：午餐（指导学员进行正念进食）

　　下午 1 点：正念行走练习

　　下午 1 点 30 分：呼吸、身体、声音、想法、情绪和无拣择觉知练习

　　下午 2 点 15 分：正念伸展练习

　　下午 2 点 45 分：慈心练习。如果教师要带领慈心练习，强烈建议必须先体验这种传统的练习形式。此处采用了传统的练习形式。引导学员首先想到导

师或朋友，送上温暖的祝愿，表达对此人的善意。如果没有适合的对象出现在脑海中，你可以想一只宠物或自己崇拜的人。然后，将相同的祝愿送给自己、整个团体，最后送给所有人。教师需要理解的重点是，这个练习取决于学员对团体的感觉，如果学员过于抑郁、有创伤或出于宗教原因，那么这个练习可能并不合适。

下午 3 点 15 分：从止语中过渡到小组讨论和结语。建议学员慢慢地、小心地回到日常生活中。他们可能没有意识到一天的止语和这个练习的影响，特别是当他们重新回到日常生活中时，对刺激的敏感性会提高。

下午 3 点 45 分：学员离开。

常见的问题

如何应对创伤？

正如本书前面所讨论的，筛检创伤史很重要。冥想带来的不良反应在有创伤病史的学员中可能更常见。这些不良反应可能包括恐慌、闪回、情绪失调、情绪低落或各种类型的人格分裂。虽说如此，但如果学员针对创伤进行过心理治疗，知道如何在心理创伤触发时确保自身的安全，并且当前有可以提供支持的心理治疗师，清楚其中的风险，那么 MBCT 课程可能也是适合的。应引导并鼓励有创伤史的学员在出现任何不良反应时通知教师。带领者还可以选择修改可能引起触发的一些练习引导语（如身体扫描或在呼吸练习中关注的位置）。这些修改包括跳过某些身体部位、睁开眼睛、注意脚底，或者使用呼吸作为情绪着陆技术。

当学员有强烈反应时该怎么办？

虽然很罕见，但如果学员在冥想过程中出现焦虑发作、精神分裂或其他强烈的反应，通常建议他们采用上述安全机制中的一种就足够了，或者一起结束练习，喝一杯水或站起来走一走。此外，通过近距离的陪伴，坐在反应强烈的学员旁边进行安慰也会有帮助。当这些还不够时，可以使用一种情绪着陆技术，如 5-4-3-2-1 应对练习，该练习要求个体按顺序计算看到、听到、感觉到（动觉）、闻到和尝到的事物（每种事物的数量分别为 5 个、4 个、3 个……）。教师应建议学员不要离开教室（除非在一位联合带领者的陪同下），以便在其他学员在场的情况下对他们进行引导。

当学员产生强烈的情绪时，如哭泣或愤怒，该怎么做？

总的来说，练习是与任何可能出现的困难情绪共处，并体验所有情绪从出现到消失。重要的是，教师要通过关注和支持，而非解救或过度安慰，向学员和团体示范这一点。教师当下的冷静且富有慈悲的临在是关键。通过开放式的问题来询问正在发生的全部事件，温和地探询正在发生的事情，并将焦点放在想法、情绪、行为和身体感觉上，教师具身体现了其意愿，并鼓励学员继续与体验共处。在某些情况下，作为调节和缓解每个人紧张情绪的一种方式，让整个团体进行 3 分钟呼吸空间练习可能会有帮助，并呈现如何将这个练习带到困难时刻。如果教师担心某名学员的情绪状态，那么在课程结束或一周内与这名学员联系是有益的，这将为教师和学员提供有关其安全和继续参加 MBCT 课程的必要信息。如果愤怒的情绪频繁爆发且对团体造成干扰，则有必要在团体课程之外与该学员交流，以评估该学员愤怒背后的原因及其是否适合继续参加本课程。

如何改编 MBCT 课程以适应特殊人群？

本书第四章讨论了这一点。如果正在考虑为特殊人群（如癌症患者、创伤性脑损伤患者、双相情感障碍患者等）对课程进行改编，那么回顾文献并查看已发表的内容是很好的开端。如果你们讨论了具体的考虑因素和改编内容，请考虑与创始人取得联系，看看他或她是否愿意与你们讨论改编的问题。一般来说，只要是有目的性的、具备合理理由并仍然符合 MBCT 的核心特征，教师可以对引导语和带领练习的方式进行微小的更改，以适应特定人群。如果课程大纲有重大变化，那么就要考虑这门课程是否应被称为 MBCT 了。

当有学员似乎没有听课或经常不做家庭练习时，你应该怎么做？

当学员似乎没有投入团体课程或没有完成任何家庭练习时，可能会让教师感到沮丧。如果你计划在课程结束后或课间休息时将这类学员带到一旁，或者在一周内找个时间与他们联系，讨论他们对团体课程的感受，以及在完成家庭练习中所遇到的阻碍，这将会有所帮助。你们可以讨论的策略有很多。如果学员定期来上课，这在某种程度上可能是一种承诺，无论他们完成了多少家庭练习或他们看起来有多投入。不同的人从团体中的获益不同，有时问题不在于学员，而是我们作为教师对人们"接受"或"获得"正念，或者"变得更好"的期望。相反，如果有学员经常缺课或无故迟到，那么围绕承诺进行坦率的讨论可能是合适的。有时，学员受到家人或临床医生的压力，要求他们参加 MBCT 课程，但他们的心思不在其中。有时则是时机不对，可以建议他们考虑换个时间参加 MBCT 课程。

如何处理插话交谈？

插话交谈是指在课堂讨论中一名学员向另一名学员提出建议或试图安抚。虽然这是一些团体疗法的一个重要特征，但在正念类课程中却被淡化，这么做是允许每个人都有不同的体验。如果这种情况经常发生，则应在课前介绍中提及其基本原理，并在小组讨论中温和地指出来。在课堂上，学员提出一些建议及安抚他人是不可避免的，教师需要巧妙地决定何时进行劝阻。

如何应对不说话或说得太多的学员？

在课前介绍中，通常会提到发言是自愿的，如果学员不愿意讲话，他们不会被置于难堪的境地且被迫发言。但是，我们也会说，即便你不是一个善于言辞的人，在团体讨论中分享你的经验是一种慷慨的行为；如果你很健谈，减少自己发言的时间并把时间留给他人也是一种慷慨的行为。如果一个人说得很少，但仍在参与练习，并且看起来很投入，那么这就足够了。两人一组的活动可以确保所有学员都有机会分享，并且可以放在团体的一般性讨论之前，用于讨论家庭练习、抑郁症的症状、复发特征或滋养和消耗练习。如果你担心某名学员的投入程度，可以在团体之外与这名学员进行讨论，看看他是否遇到了什么阻碍。

对一名健谈、在讨论中占主导地位的学员，你可以先征求其他人的意见，然后再让这名学员发表观点。如果某名学员正在"继续"且迷失在对事件的叙述中，轻柔的打断可能是必要的。事实上，在课前介绍时要说明并偶尔重复强调，我们作为教师就是把大家从事件叙述中带回来，引导大家重新分享直接体验，这样做是有帮助的。因此，要做到这一点，我们可能需要不时地打断学员，让他们回到自身练习的直接体验中。

教师应该在多大程度上透露自己的个人信息?

在任何职业关系中，尽管自我表露都有助于建立融洽的关系和信任，但也可能导致角色混淆和界限不清。一般而言，教师应审慎地自我披露信息来示范或给出与练习相关的示例，同时接受所属的受监管专业机构或提供 MBCT 教学所在机构政策的指导。有时，教师提及自己在学习和冥想练习中的挣扎来表达其常态化是有帮助的，但是，与任何个人轶事一样，教师要意识到是否有过多谈论自己的倾向，这么做是满足自己的需求而非来自学员的需求。

如果学员希望在团体课程结束后继续见面，该怎么办?

通常，在课程结束时，许多学员希望继续见面。根据我们的经验，如果他们在课程结束后创建了一个社群，除非正式的组织或有教师带领可能会坚持下去，否则通常在短期内就会解散。这些学员可以选择共享电子邮件或以其他方式保持联系；然而，我们建议让他们自行组织。如果教师愿意带领一个结业学员的群体，可以是定期组织的随到随进的课程，以练习 MBCT 课程中的冥想练习并介绍其他练习。有些教师还邀请结业学员参加他们为正在进行的团体举办的全天静修营。另一种模式是固定时长的复训团体（如 4~6 次课程），有的学员希望在 MBCT 课程之后的几个月或几年内重温一些练习。教师还可以建议学员考虑参加 MBSR 或正念自我关怀课程，以继续他们的正念练习。最后，在 MBCT 课程结束时，教师通常会向学员提供一份资源列表，其中包括书籍、文章、网站和应用程序，以及他们所在地的冥想培训机构。

教师应该单独授课还是联合授课?

这两种方式各有利弊。很多时候，无法联合授课，教师必须学会如何独自教学，并承担所有必要的工作。如果教师有幸拥有可以联合授课的伙伴，那么可以互相学习和支持，并有利于处理困难或紧急状况。但是，如果教师对如何组织团体课程的想法各异或有极为不同的教学风格，那么联合授课也可能存在问题。因此，讨论如何组织联合授课是有帮助的。联合授课教师应尽可能地保持一种开放的关系，在这种关系中，他们可以相互提供建设性的反馈，而不是评判或自我辩护。如果有预先存在的层级关系（如临床主管、经理等），还应明确划分各自的角色。

如何建立练习社群？

这在第九章中有所涉及。随着越来越多的人提供 MBCT 和其他正念类课程，教师有更多的机会向该领域的其他人学习并提供支持。通常，提供课程培训的各个中心正在创建线上或线下的继续教育和有朋辈督导的练习社群。如果没有的话，还可以联系其他正念教师，探索如何相互提供支持，无论他们教授的是哪种正念类课程。

认知行为疗法如何影响正念认知疗法

在我们的经验中，希望成为 MBCT 教师的人通常在正念冥想练习方面有良好的基础，但可能不太了解 CBT，也不了解它如何影响 MBCT 课程。虽然没有必要成为 CBT 治疗师后才能成为 MBCT 教师，但对 CBT 模型有基本的了解可能会有所助益，在带领认知训练时尤为如此。

正念有很多种定义，我们认为练习正念的关键包括培养注意力和好奇心、对当下的探询及觉察和理解人与体验之间的关系。正念通过将身体、情绪、感觉和想法作为关注对象和与困难共存的方式，帮助我们转变与体验的关系。我们并不直接处理思考的内容，也不主要从认知或行为模式来解决问题，而是强调与现状共存。这两种模式都是必要的，使我们不仅能够计划和执行，并能意识到体验在不断变化的特质，增强我们应对日常生活的灵活性和适应性。

CBT 是一种结构化的心理治疗模型，它检验个人体验的意义（以关于自我、他人和世界的核心信念为基础），想法、情绪和行为之间的相互作用，以及这些因素如何影响情绪和焦虑并强化自我意识。其主要技术之一是应用自动思维记录（Autornatic Thought Record，ATR）。这是一张患者用来记录痛苦情况和相关自动思维的表格（那些不请自来且突然出现在脑海中并包含对自我评价的想法，如"我是个失败的人"）。相关的情绪、支持和否定头脑中"最强烈"的消极想法（认为是最可信的且情绪高涨的想法），最后，记录下另外一种替代性的、能够更平衡地看待当时状况的建设性想法。ATR 帮助患者识别体验的组成部分、习惯性的解读方式及由此得出的结论，并收集数据以体现患者各种信念的准确性或偏见。因此，CBT 直接呈现出思考的内容，以解决问题为导向，并教会患者特定的技能挑战及改造无用的想法和行为，目的是发展出更切实的想法和行为。此外，CBT 还运用各种技术测试更健康的想法或行为，以打破那些限制行为的根深蒂固的信念。CBT 的核心目的之一是帮助人们不要相信他们脑海中的一切想法。

正念和 CBT 有许多相似和不同之处，本书概括了其中几个，以澄清和加深我们对这两者的理解。

正念和 CBT 都能增强自我调节能力，改善情绪，减少焦虑。两者都能够帮助人们认识、观察体验，并将体验的各个元素直观地呈现出来，从而使人们从具有挑战性的事件中解脱出来，并减少对这些事件的认同。归根结底，一个人要学会与困难的心理和情绪状态建立不同的关系，并将这种学习融入日常生活，以防止抑郁复发，减少焦虑，提高复原力。

CBT 和正念的相似之处包括：

- 提高觉察力、解析和解构体验——想法、情绪、身体感觉和行为；
- 将体验直观地呈现出来，去中心化以从事件中跳脱出来；
- 学会用语言描述想法、情绪和身体感觉；
- 直面困难或引发焦虑情绪的体验——暴露疗法；
- 带着兴趣和好奇心看待痛苦；
- 技能培养；
- 让学员积极参与进来；
- 结构化；
- 使用家庭练习和实验的方法。

CBT 和正念的不同之处如下所示。

CBT	正念
明确	自然出现
见效快	见效慢
通过苏格拉底式的对话引导或引领来访者	引导和提炼
纠正及发起挑战	接纳
针对想法的内容	与体验的关系
构建意义	作为事件或过程的体验

（续表）

CBT	正念
强调认知	强调感官体验
想法体现的行为	想法体现的身体感觉
行动模式	存在模式
强调行为	强调观察和分析态度
目标导向	体验式

正念和 CBT 以不同的方式帮助人们减轻痛苦，两者都减少了自动化的思维模式。人们与自己的想法保持一定的距离，发现想法不一定是"我"本身或"真实的"，这就削弱了思维模式固有的坚韧性。我们可以学会拥有它们，而不是沉浸其中。

CBT 解构体验的方式贯穿 MBCT 课程的始终。认知训练及其引导方式是使 MBCT 不同于其他正念类课程的关键因素。这些认知训练包括：

1. 想法和感觉练习（俗称"在大街上行走"）；

2. 愉悦经历日记；

3. 不愉悦经历日记；

4. 自动想法问卷；

5. 抑郁（焦虑）的症状；

6. 替代观点练习（俗称"办公室练习"）；

7. 识别复发特征（早期预警信号）并制定行动方案；

8. 滋养和消耗练习。

认知训练有助于发展以下技能：

• 了解和识别体验的组成部分（想法、情绪、身体感觉、行为）；

- 快速解构并描述体验；

- 看到体验的组成部分之间的一致性（想法和情绪一致、情绪和身体感觉一致、想法和身体感觉一致）；

- 挑战一个人对现实的看法，将想法视为"念头"，阐释和评估事件后得出的结论；

- 将自我体验直观地呈现出来（减少认同，增强"去中心化"）；

- 贴近困难（减少经验回避）；

- 确定处理困难状态或事件时的下一个步骤（顺其自然、放下、展现态度或行动）；

- 调节情绪；

- 认识到直面困难可以增强对痛苦的耐受力，培养技能，提高自我效能。

所有这些练习都遵循一种特定的形式而又略有不同。正念和CBT都是一种探索并调查的过程，在这个过程中，一个人会带着好奇心和兴趣进入任何体验，无论愉快的、痛苦的还是中性的。以下是教师如何在MBCT课程中进行这些练习的示范。请注意，正念类课程的核心部分与CBT有着显著不同，值得一再重申的是，正念类课程探索的是个人与不同场景的关系，而不只是对事件的意义、内容或因果关系进行分析。

1.邀请学员想象某个特定的话题（如不愉悦的事件或抑郁和焦虑的想法）。

2.他们接着进行特定的练习或家庭练习，识别自身的体验（如不愉悦事件、愉悦事件、特定想法、情绪、身体感觉或行为冲动，或者进行替代观点练习或识别复发特征练习）。

3.教师从团体中收集反馈，并将其写在黑板上，或者根据其包含的成分

（在练习中所包含的想法、情绪、身体感觉或行为冲动）进行讨论和分类。

4.教师将这些反馈大声念出来。如果这些反馈被写在黑板上，教师就由上到下朗读这些反馈，并将其按不同类别（身体感觉、情绪等）分享给大家。这有助于学员减少"体验个人化"的倾向，或许能让他们看到这是一种"来来去去的现象"。

如前文所述，邀请学员反思他们对练习的观察和反应，从中可以学到什么，以及这个练习如何与保持健康或减少抑郁、焦虑相关。培养一种反思的、去中心化的视角，让大家重温自己在练习中记录的反馈，并审视自己的反应模式，以增强意识、提高选择能力和技巧，而不是自动化反应。

关于每周课程的主题，以下是与 CBT 相关的特定技能。如上所述，重要的是要记住，虽然正念和 CBT 的目的和效果存在差异，但也存在显著的重叠。

MBCT 八周课程主题和 CBT 技能培养

1.觉察和自动导航：扩展用于描述体验的词汇、自动导航，以及感官体验；

2.活在头脑中：识别并挑战头脑中的想法，理解现实的构造；

3.集中散乱的心：觉察到一连串的想法；

4.辨识厌恶之心：暴露、经验性的否认、识别想法；

5.让事物如其所是：暴露、经验性的否认、容忍不舒适；

6.想法不等于事实：事情经过和状态会影响想法和解读，将想法外化和去中心化；

7.如何更好地自我照顾：行动、重建；

8.保持并扩展新的学习：维持技能，自我效能感。

正念和 CBT 有许多共同的特点，这些特点在 MBCT 中得到了强调。虽然并非 CBT 心理治疗师才能教这个课程，但了解 CBT 的基础及懂得 CBT 在 MBCT 中的妙处，就能更有效地传达课程的关键要素。

版 权 声 明

MINDFULNESS-BASED COGNITIVE THERAPY: EMBODIED PRESENCE AND INQUIRY IN PRACTICE by SUSAN L. WOODS MSW LICSW, PATRICIA ROCKMAN MD CCFP FCFP.

Copyright: © 2019 BY SUSAN L. WOODS, PATRICIA ROCKMAN, AND EVAN COLLINS.

This edition arranged with NEW HARBINGER PUBLICATIONS

through BIG APPLE AGENCY, LABUAN, MALAYSIA.

Simplified Chinese edition copyright:

© 2023 Posts and Telecom Press Co., Ltd.

All rights reserved.

本书中文简体版授权人民邮电出版社在全球独家出版发行。未经出版者许可，不得以任何方式复制或者节录本书的任何部分。

版权所有，侵权必究。